Karin Ackermann-Stoletzky / Cyrill Stoletzky
Das ADS-Handbuch

Karin Ackermann-Stoletzky
Cyrill Stoletzky

Das ADS-Handbuch

Therapiemöglichkeiten und Praxishilfen
für Eltern und Pädagogen

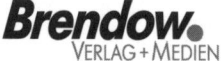

Brendow.
VERLAG + MEDIEN

Hinweis:
Das vorliegende Buch ist sorgfältig erarbeitet worden. Dennoch
erfolgen alle Angaben ohne Gewähr. Weder die Autoren noch
der Verlag können für die Hinweise auf Therapien, Organisationen
oder Selbsthilfegruppen eine Haftung übernehmen. In Fällen
einer Medikation sollten Sie unter allen Umständen einen
Arzt konsultieren.

Bibliografische Information Der Deutschen Bibliothek
Die Deutsche Bibliothek verzeichnet diese Publikation in der
Deutschen Nationalbibliografie; detaillierte bibliografische Daten
sind im Internet über http://dnb.ddb.de abrufbar.

ISBN 3-87067-990-5
© 2004 by Joh. Brendow & Sohn Verlag GmbH, Moers
Einbandgestaltung: Georg Design, Münster
Titelfotos: Getty Images / Stone
Satz: Satzstudio Hans Winkens, Wegberg
Druck und Bindung: Clausen & Bosse, Leck
Printed in Germany

www.brendow-verlag.de

Inhalt

Vorwort

Wir leben in einer Gesellschaft, die das Recht jedes Menschen auf freie Entfaltung propagiert. Aber es gibt in Schule, Beruf und Privatleben auch Regeln und Anforderungen, denen wir uns stellen müssen. Die Art, wie wir mit diesen Anforderungen umgehen, ist individuell: Jeder Mensch reagiert und handelt auf seine eigene, unverwechselbare Weise. Und nicht immer scheint dies zum Vorgehen unserer Umgebung zu passen.

Wir sind sehr unterschiedlich geschaffen, bringen bestimmte Voraussetzungen von Anfang an ins Leben mit. Unsere Körper und Gehirne sind verschieden gestaltet und funktionieren auf unterschiedliche Weise. Viele Informationen sind in unseren Genen gespeichert: Neben Erbinformationen, die unsere Organe oder den Körperbau betreffen, sind hier zum Teil auch psychische Anlagen zu finden (ein Forscher behauptet sogar, ein »Pessimisten-Gen« gefunden zu haben).

Jeder Mensch ist mit einem ganz eigenen Profil von Stärken und Begrenzungen geschaffen.

Dann drücken uns unsere Zeit, die Gesellschaft und die Familie ihren Stempel auf: Wir bekommen Informationen über das Leben, über Freiheit, Leistung, Selbstwert. Und mit diesen Informationen und Erfahrungen im Gepäck ziehen wir Schlussfolgerungen: So bin ich, so funktioniert das Leben.

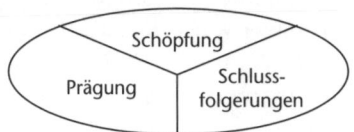

Wir sind unterschiedlich geschaffen und geprägt und haben aus all dem verschiedene Schlüsse gezogen. Wie kann also von den Menschen erwartet werden, dass sie alle Dinge auf die gleiche Weise tun?

Jeder von uns wurde mit bestimmten Stärken und Begrenzungen geschaffen. Oft gehört beides zusammen, wie die zwei Seiten einer Münze. Der eine ist zielstrebig, der andere flexibel. Ein Dritter verbindet beide Fähigkeiten und bleibt bei der Verfolgung seine Ziele flexibel und offen nach außen. Kein Stil, keine Ausdrucksweise ist besser als die andere. Jede Münze hat zwei Seiten, jede Stärke hat Vorteile und Nachteile.

Es gibt nicht nur den einen, richtigen Weg, Dinge zu erledigen und das Leben anzugehen, auch wenn man diesen Eindruck manchmal bekommen könnte. Es gibt für jeden Menschen »seinen eigenen Weg«, auch wenn es manchmal nicht einfach ist, ihn zu finden.

Natürlich braucht jeder Mensch das Gefühl, »dazuzugehören«, den Anforderungen von außen genügen zu können. Wir müssen aber genauso erkennen, wie unsere ganz eigenen Stärken aussehen und wie sie sinnvoll genutzt werden können.

ADS-betroffene Kinder haben es oft schwer, einen Blick für ihre Stärken zu entwickeln. ADS-betroffene Kinder haben es manchmal nicht leicht, einen Blick für ihre Stärken zu entwickeln. Denn ihre Schwächen werden von ihrer Umwelt zum Teil so erbarmungslos reflektiert, dass es schwer wird, ein gesundes Maß an Selbstrespekt und Selbstbewusstsein zu entwickeln und nicht am Ende die Schlussfolgerung zu ziehen: »Ich bin nicht so viel wert wie die anderen.«

Und auch ihre Eltern haben es schwer, einen gesunden Stolz auf ihr Kind und ihre Erziehungsleistung zu entwickeln, wird ihnen doch immer wieder gespiegelt, wie »gestört, unmöglich, auffällig, faul« ihr Kind ist. Und damit ist auch klar, dass sie als Eltern – angeblich – versagt haben ...

Selbstrespekt

Jede Sprache hat ein Wort dafür. In Frankreich und Franzö-
sisch sprechenden Teilen der Welt ist es *amour-propre,* die
Liebe zum Selbst, in Italien, Portugal und Brasilien ist es
amour proprio. Für Spanisch Sprechende in der Welt ist es
buena opion de si mis-mo, im Arabischen ist es *al-jtibar aldha-
ti.* In Jiddisch nennt man es *selbst gloibn.* In Hebräisch *haara-
cha atzmit.* Die Chinesen kombinieren das Zeichen für Selbst
(*zi* ausgesprochen) mit dem für Respekt (*zun*) zu *zizun.* Doch
wie unterschiedlich die Wörter sind, die Bedeutung ist die
gleiche.   *Gloria Steinen*

Unser Anliegen

Wir möchten Ihnen möglichst viele **Informationen zum
Thema ADS** zur Verfügung stellen. Dabei können wir nicht jeden Aspekt erschöpfend behandeln, aber wir möchten Ihnen
einen ersten Einblick verschaffen und Ihnen Informationen
darüber geben, wo Sie sich weiter informieren können.

Wir möchten Ihnen **Basisinformationen auf der Grundlage des aktuellen Wissensstands** zur Verfügung stellen – Informationen, die bewusst so verfasst sind, dass Sie diese
schnell lesen können und ebenso schnell wissen, wo bzw. an
welcher Stelle Sie Ihre Kenntnisse erweitern/vertiefen wollen.
Ganz bewusst möchten wir Ihnen nicht unseren Standpunkt
über die idealen therapeutischen Maßnahmen aufzwingen,
sondern Sie möglichst grundlegend über Ansichten, Standpunkte und Kontroversen informieren.

Wir möchten Ihren **Selbstrespekt** als Eltern, den Respekt
vor Ihren Kindern und Ihr Bewusstsein dafür **stärken,** dass
ADS keine »Krankheit« im Sinne eines Makels ist. Ihre Kinder

und Sie leisten viel. Ihr Kind ist ein Mensch mit ganz eigenen Fähigkeiten und Begabungen. Es wäre schön, wenn diese Fähigkeiten Ihnen beiden durch dieses Buch neu ins Bewusstsein treten.

Cyrill Stoletzky und Karin Ackermann-Stoletzky
Bergstr. 52
42651 Solingen
Tel.: 0212/2437561
www.praxis-intakt.de

Karin Ackermann-Stoletzky ist Erzieherin, Dipl.-Sozialpädagogin, Dipl.-Sozialarbeiterin, Supervisorin DGSv, Ausbildung in Klinischer Seelsorger. Sie arbeitet als Supervisorin, Trainerin und Referentin und betreibt eine eigene Praxis in Solingen.

Cyrill Stoletzky, Studium der Literatur- und Politikwissenschaften, Fachredakteur in den Bereichen Medizin und Kultur.

KAPITEL 1

Basisinformationen:
Das Aufmerksamkeits-Defizit-Syndrom

Welche Bezeichnungen sind möglich?

- **ADD** – Attention Deficit Disorder (Aufmerksamkeits-Schwäche-Syndrom)
- **ADHD** oder **AD/HS** – Attention Deficit/Hyperactivity Disorder (Aktivitäts- und Aufmerksamkeitsstörung mit Hyperaktivität)
- **ADS** – Aufmerksamkeits-Defizit-Syndrom
- **HKS** – Hyperkinetisches Syndrom
- **MCD** – minimale Hirndysfunktion

Empfohlene Bezeichnungen sind **ADD** und **ADS** »Störung mit Aufmerksamkeits-Defizit«, gebräuchlich ist aber auch oft noch die Bezeichnung »hyperkinetisches Syndrom«.

Kleine ADS-Geschichte

- 1902 veröffentlichte der britische Kinderarzt Georg Still einen Bericht über zwanzig von ihm behandelte Kinder. Er beschrieb sie als »trotzig«, »leidenschaftlich«, boshaft« und ohne »hemmenden Willen«. Neu war, dass er diese Eigenschaften nicht auf eine fehlerhafte Erziehung, sondern auf eine leichte Hirnverletzung oder -dysfunktion zurückführte.
- In den Jahren 1917 und 1918 beobachteten Ärzte, dass einige Kinder nach einer Virusenzephalitis (Hirnhautentzündung) Gedächtnis- und Aufmerksamkeitsstörungen so-

wie eine fehlerhafte Impulssteuerung entwickelten. Dies stützte die These Stills.

■ 1937 beschrieb der amerikanische Kinderarzt Bradley in einer Veröffentlichung, dass bei Kindern mit diesen Symptomen Stimulanzien (anregende, aufputschende Mittel) die unerwartete Wirkung zeigten, sie zu beruhigen.

■ In den 40er und 50er Jahren wurde diese Symptomkonstellation als minimaler Hirnschaden und später als **MCD**, minimale Hirndysfunktion, bezeichnet.

■ Mitte der 70er Jahre kam die Behandlung mit Methylphenidat (Ritalin) auf. In den USA wird bei 90–95 % aller ADS-Kinder Ritalin verschrieben, auch bei uns ist der Prozentsatz der »Ritalin-Kinder« steigend.

■ Schätzungen zufolge sind ca. eine halbe bis eine Million Kinder in Deutschland von ADS betroffen. 80–90 % sind Jungen. Das kann aber auch daran liegen, dass Mädchen oft eher die verträumte Form von ADS entwickeln und deshalb unauffällig bleiben.

Was ist ADS?

Das Aufmerksamkeits-Defizit-Syndrom (ADS), ist eine relativ häufig vorkommende **Verhaltensdiagnose** für einen medizinischen Zustand bei Kindern, aber auch bei Erwachsenen.

Das Erscheinungsbild von ADS wird in drei Hauptgruppen unterteilt:

1. ADS, kombinierter Typ (häufigste Erscheinungsform mit allen drei Kernsymptomen: impulsiv, unaufmerksam, hyperaktiv)
2. ADS, vorwiegend unaufmerksamer Typ (entspricht der Diagnose »ADS ohne Hyperaktivität«)
3. ADS, vorwiegend hyperaktiv-impulsiver Typ

Wodurch äußert sich ADS?

Aufmerksamkeitsstörungen und Konzentrationsschwächen

Sicher haben Sie schon erlebt, dass Sie durch ein inneres Problem so abgelenkt waren, dass Sie kaum mehr auf Ihre Umgebung achten konnten. Das Ergebnis: Sie haben vieles nicht registriert, vieles vergessen, mussten Dinge mehrfach tun, weil Sie sie nicht richtig gemacht hatten ... In diesem Fall litten Sie unter einer vorübergehenden Aufmerksamkeits- und Konzentrationsstörung.

Bei einem ADS-betroffenen Menschen kann dieser Zustand Dauerzustand sein. Er folgt mehreren inneren oder äußeren Wahrnehmungen gleichzeitig; die selektive Aufmerksamkeit ist gestört.

Von außen kann man allerdings nur die Auswirkungen der Konzentrationsstörung beobachten: Ein ADS-betroffenes Kind ist leicht ablenkbar, zeigt wenig Ausdauer, fängt viele Sachen an und bringt nichts zu Ende. Es hat oft Schwierigkeiten, Anweisungen zu befolgen. Im Bereich der Schule zeigt sich die mangelnde Konzentration zum Beispiel in vielen Flüchtigkeitsfehlern, Problemen beim Organisieren von Aufgaben und Aktivitäten. Man »verliert den Faden«. Ein Mensch mit

---

Eine Definition

»Als Aufmerksamkeits-Defizit-Syndrom (AD/HS: Attention Deficit/Hyperactivity Disorder) wird heute ein klinisches Syndrom bezeichnet, das durch erhebliche Beeinträchtigungen der Konzentrations- und Daueraufmerksamkeitsfähigkeit, Störungen der Impulskontrolle sowie fakultative motorische Hyperaktivität bzw. Unruhe gekennzeichnet ist.« *M. Winkler*

Aufmerksamkeitsstörungen ist oft vergesslich, verliert häufig Sachen.

Konzentration hat drei Kriterien:

- **Intentionalität:** Das ist die Fähigkeit, sich willentlich einem Gegenstand zuzuwenden.
- **Integration:** Das Wahrgenommene wird verarbeitet und in das vorhandene Wissen integriert.
- **Beanspruchung energetischer Ressourcen:** Konzentration erfordert eine starke Aktivierung bestimmter Hirnregionen und wird als anstrengend erlebt.

ADSler haben in allen drei Bereichen Probleme: Sie verteilen ihre Aufmerksamkeit eher willkürlich als willentlich. Es fällt ihnen schwer, das Wahrgenommene zu integrieren. Sie haben oft zu wenig Energie, um konsequent bei einer Sache zu bleiben (typisch: schlagartiges Ermüden).

ADSlern fehlt es an Konzentrations- und Integrationsvermögen. Stress mobilisiert für viele ADSler Konzentrations- und Fokussierungsfähigkeiten (Fokus = Brennpunkt).

- Deshalb »organisieren« manche ADSler Stress (z. B. spät anfangen).
- Andere wiederum »organisieren« Streit und Konflikte.
- Eine dritte Gruppe »organisiert« aufregende Ereignisse und Neues.
- Andere suchen nach Ablenkung. Es gibt z. B. ADSler, die am besten bei Nebengeräuschen arbeiten können.
- Andere ADSler können unter Druck gar nicht mehr arbeiten: Hier übernimmt meist die Angst das Steuer und blockiert.

KAPITEL 2

Die Diagnose

Die Diagnose in der Praxis

Ein komplexes Problem, das nur schwer »gemessen« werden kann

Die genannten Grundphänomene von ADS scheinen ziemlich häufig aufzutauchen, wenn wir einen Blick in die Klassenzimmer unserer Zeit werfen – und Eltern hören, die uns ihr Leid mit den Jüngsten klagen. »Mein Kind ist unruhig, zappelig, übernervös.« »Mein Kind ist verträumt, ein richtiger Hans-guck-in-die-Luft. Es kann sich nicht konzentrieren.« »Mein Kind ist aufbrausend und impulsiv, verweigert Anordnungen seiner Lehrer.« Hat es etwa ADS? Aktuellen Schätzungen nach könnte dies durchaus sein: Bei einer durchschnittlichen Klassengröße von 25 Kindern sind danach im Durchschnitt ein bis zwei Kinder pro Klasse von der Aufmerksamkeits-Defizit-Störung betroffen. Und nach neueren deutschen Erhebungen wurde – auf der Grundlage der Diagnosekriterien DSM IV – bei sechs bis zehn Jahre alten Kindern in sechs Prozent der Fälle die hyperaktive Form der Aufmerksamkeitsstörung gefunden.

Heute wissen wir aber auch, dass ADS keine reine Kinderkrankheit, sondern ein generationenübergreifendes Problem ist. Zahlreiche Erwachsene, bei denen ADS im Kindesalter nicht erkannt oder falsch therapiert wurde, leiden weiter an den Folgen von ADS: angefangen von beruflichen Leistungsschwächen über Depressionen und mangelnde Selbstwertgefühle bis hin zur Aus-

ADS – keine reine Kinderkrankheit

prägung von Sucht- und Angsterkrankungen. Entsprechend groß sind die Erwartungen an den behandelnden Kinderarzt bzw. Therapeuten, das Problem »ADS« möglichst schnell in den Griff zu bekommen. Doch das ist keineswegs leicht.

Die Diagnose ADS ist schwer zu stellen. Nicht alle ADS-ähnlichen Symptome lassen sich tatsächlich auf ADS zurückführen, und vielfach tritt ADS kombiniert mit anderen neuropsychischen Störungen auf, was eine Diagnose und die einzuleitende Therapie erschweren kann. »Die Probleme«, fasst Dr. Michael Huss zusammen, »erweisen sich in der Regel als vielschichtig und lassen sich weder schnell noch mit Patentrezepten lösen.« Mit Recht wird immer wieder darauf hingewiesen, dass eine Schnell-Diagnose bzw. eine »ADS-Diagnose im Türrahmen« abzulehnen ist. Nur nach genauester Durchführung einer ausführlichen Untersuchungsstrategie kann eine Diagnose gestellt werden.

Nicht jedes unruhige Kind hat ADS.

Die Diagnose selbst wird auf der Grundlage der Einzelbefunde gestellt. Sie basiert auf der Einschätzung des Arztes und kann nicht, wie andere Erkrankungen, mit Hilfe von Laborergebnissen nachgewiesen werden. Der Befund ADS ist eine »subjektiv klinische Diagnose«, er beschreibt eine komplexe Gruppe störender Verhaltensmuster, die in sich verschiedene Wirkungen haben, deren Merkmale mitunter nahtlos ineinander übergehen können. Wichtig ist, dass man die Symptome auf der Verhaltensebene nicht jedes für sich als exakte Parameter für ein Krankheitssymptom, sondern als Wegweiser versteht. Je schlüssiger das Bild ist, welches die Gesamtheit der »Wegweiser« liefert, desto genauer kann eine Diagnose gestellt werden. Insofern »ist ADS – wenn es nach wissenschaftlichen Kriterien erkannt wurde – genauso wie andere psychische Erkrankungen wie Depression, Psychosen und Zwangsstörungen – trotz der Unmöglichkeit biologisch-empirischer Absicherung – ein klar definiertes Krankheitsbild«.

Eine vom Arbeitskreis Überaktives Kind e.V. in Kooperation mit den ADS-Selbsthilfeverbänden und der Charité Berlin durchgeführte ADHD-Profilstudie zeigt, dass Kinder mit Lern-/ Leistungsproblemen oder/und Verhaltensauffälligkeiten in aller Regel zunächst vom betreuenden Hausarzt bzw. Kinderarzt untersucht werden. Aus gutem Grund: Dieser kennt den jungen Patienten und **ADS ist keine Schnelldiagnose.** dessen Entwicklung meist genau und prüft, ob die ADS-Diagnosekriterien (s. unten) zutreffen, und führt notwendige Diagnoseverfahren durch. Aus heutiger Kenntnis lässt sich sicherlich sagen, dass sich die Gruppe der Kinder- und Jugendärzte sehr intensiv mit der Thematik befasst und eine eigene »Arbeitsgemeinschaft Aufmerksamkeits-Defizit-Hyperaktivitäts-Störung e.V.« gegründet hat. In vielen Fällen empfiehlt sich für spezielle Untersuchungsverfahren die Zusammenarbeit mit einem erfahrenen Kinder- oder Jugendpsychotherapeuten. Einige Experten raten, Letzteren früher zu Rate zu ziehen, als dies die meisten Eltern tun.

ADS-»Rasterfahndung«: Wegweiser zur Diagnose

Dem Arzt stehen für eine fachlich fundierte Diagnose verschiedene Methoden zur Verfügung, auf die im Folgenden – verkürzt – eingegangen wird.

Anamnese: Im Rahmen der Diagnostik wird zunächst eine gründliche Anamnese durchgeführt. Hierzu gehört u. a. das diagnostische Gespräch, das u. a. die möglichst vielschichtige und lückenlose Analyse der Familiensituation, Kindheit und Jugendzeit des Patienten, momentane gesundheitliche Beschwerden, aber auch die Eruierung von körperlichen und psychischen Erkrankungen bzw. Verhaltensauffälligkeiten innerhalb der Familie umfasst. Weitere wichtige Aspekte sind

Alkohol- und Drogenmissbrauch/Schwangerschaft der Mutter, Geburt und Vorerkrankungen sowie Schulzeugnisse, schulische Korrespondenz wie »Blaue Briefe« und andere Informationen von Lehrern/Erziehern, aber auch von älteren Kindern/ Jugendlichen über das Sozial-, Lern- und Leistungsverhalten des betroffenen Kindes. Gelegentlich werden klinische Interviews durchgeführt, wobei der Therapeut entweder die Fragen vorliest und sich an eine streng strukturierte Form halten muss oder die Möglichkeit hat, seine Fragen der Abfolge des Gesprächs anzupassen (halbstrukturierte Form).

Der **klinische Untersuchungsbefund** verschafft dem behandelnden Arzt einen umfassenden Eindruck vom körperlichen Zustand des Kindes. Die Untersuchung des Organsystems, insbesondere von Herz/Kreislauf, Leber und Niere, aber auch die Überprüfung von Gewicht und Körpergröße ist notwendig, um eine eventuelle Therapie mit Psychostimulanzien einleiten zu können. Zudem ist die Erfassung des physischen Zustands für die Differenzialdiagnostik bedeutsam, da körperliche Beeinträchtigungen wie Hör- und Sehschwäche, Allergien, Hauterkrankungen, aber auch neurologisch auffällige Symptome wie Koordinationsstörungen, Störungen von Gestik, Mimik und Sprache das Verhalten auf verschiedenste Weise beeinflussen und auch ADS-ähnliche Symptome auslösen können.

ADS-spezifische, von Lehrern und Erziehern ausgefüllte Fragebogentests helfen dabei, bestimmte ADS-typische Verhaltensmuster beim Patienten zu erkennen und diese mit den übrigen Befunden zu vergleichen. Sie ermöglichen eine begrenzte standardisierte Diagnostik, wobei z. T. auch eine Abgrenzung von Subtypen möglich ist (u. a. der vorwiegend hyperaktiv-impulsive Typ vom vorwiegend unaufmerksamen Typ). Die ausführliche Exploration (Untersuchung und Befragung) können Fragebögen jedoch nicht ersetzen.

Testpsychologische Untersuchungen erfolgen dann, wenn verschiedene andere Verhaltens- oder Leistungsdysfunktionen (u. a. Legasthenie, Intelligenzschwäche, dissoziatives Verhalten) differenzialdiagnostisch als Ursache für bestimmte ADS-Symptome angenommen werden. Dabei kann der Facharzt/Therapeut auf Vorbefunde von Frühfördereinrichtungen oder Beurteilungen von Lehrern, aber auch auf Schulnoten in Zeugnissen usw. zurückgreifen. Ordnung, Schrift und Rechtschreibung in Schulheften können weitere Parameter zur Beurteilung der intellektuellen Leistungsfähigkeit sein.

Videoaufzeichnungen können als zusätzliche Hilfsmaßnahmen zur diagnostischen Beurteilung sinnvoll sein: Auffälligkeiten in Körpersprache, Mimik und Gestik, Aufmerksamkeitsabbrüche usw. können dem Patienten oder auch den Eltern demonstriert werden. Sie sind eine diagnostische Hilfe – eine genaue Diagnose können sie aber nicht ersetzen.

Ein **Elektroencephalogramm (EEG)** wird dann durchgeführt, wenn die Anamnese ein Anfallsleiden vermuten lässt. Es dient außerdem zur Einschätzung der Hirnfunktion und des Reifungsgrads des Gehirns und wird in vielen Praxen im Rahmen der Diagnostik routinemäßig durchgeführt. Als Nachweis eines ADS ist es nicht geeignet, da die für Kinder mit ADS beschriebenen EEG-Auffälligkeiten unspezifisch sind (vgl. die Übersichtsarbeit von Huss & Lehmkuhl, 2000).

Mit modernen bildgebenden Untersuchungsmethoden wie der **Positronenemissionstomographie (PET)**, die eine Darstellung von Stoffwechselvorgängen des Gehirns ermöglicht, und der Single-Photon-Emissions-Computertomographie (SPECT) können Funktionsstörungen in einzelnen Hirnabschnitten (zum Beispiel den Stammganglien und dem Frontalhirn) sichtbar gemacht werden.

Nachweisdiagnostik nach dem DSM IV

Der aktuelle amerikanische Diagnoseschlüssel DSM IV (Diagnostisches und statistisches Manual psychischer Störungen, vierte Auflage) der amerikanischen psychiatrischen Gesellschaft stellt Leitlinien für ADS zusammen und ist – neben dem Klassifikationssystem der Weltgesundheitsorganisation ICD 10, der Internationalen Klassifikation psychischer Störungen – ein wichtiges Diagnoseinstrument. Beide stimmen in den wichtigsten Punkten weitgehend überein. Für die Diagnose ist entscheidend, dass die Hauptsymptome bzw. ein großer Teil der Symptome vor dem siebten Lebensjahr aufgetreten sind, in mehreren Lebensbereichen wie Schule, Familie, Kindergarten usw. auftreten (Fachärzte sprechen hier vom sog. »Setting-Kriterium«) und für das betroffene Kind eine deutliche Beeinträchtigung im sozialen Bereich bzw. in der Lernleistung darstellen.

Zusatzbemerkung: Im DSM IV wird ADS im Erwachsenenalter als Attention Deficit/Hyperactivity Disorder bezeichnet, wobei darauf hingewiesen wird, dass nicht genau bekannt ist, in welcher Form Erwachsene betroffen sind.

Das DSM IV (1994, 1996) unterscheidet drei Subgruppen:

- Von einem **Mischtypus** der Aufmerksamkeits- und Hyperaktivitätsstörung sprechen wir dann, wenn mindestens sechs von neun Symptomen der Aufmerksamkeitsstörung und der Hyperaktivität/Impulsivität über eine Zeitdauer von mindestens sechs Monaten fortbestehen.
- Der **vorwiegend unaufmerksame Typus** liegt dann vor, wenn mindestens sechs Symptome des Aufmerksamkeitsdefizits, aber weniger als sechs der Hyperaktivität/Impulsivität über einen Zeitraum von mindestens sechs Monaten bestanden haben.

- Der **vorwiegend hyperaktiv-impulsive Typus** ist durch die umgekehrte Verteilung im Vergleich zum unaufmerksamen Typus definiert. Mindestens sechs Symptome aus dem Bereich Hyperaktivität/Impulsivität, aber weniger als sechs aus dem Bereich unaufmerksamer Typus wurden über einen Zeitraum von mindestens sechs Monaten beobachtet.

ADS-Checkliste zum Herunterladen aus dem Internet unter: www.optimind.de /themen/info

Achtung: Diese Liste dient nur der Information und ist kein Ersatz für eine ausführliche Diagnostik!

Unaufmerksamkeit nach dem DSM IV

- Probleme mit der Beachtung von Details, viele Flüchtigkeitsfehler bei den Schulaufgaben, bei der Arbeit oder bei anderen Tätigkeiten.
- Schwierigkeiten, die Aufmerksamkeit bei der Bewältigung von Aufgaben oder bei Freizeitaktivitäten dauerhaft aufrechtzuerhalten.
- Probleme beim Zuhören, häufige innere »Abwesenheit«.
- Unvollständiges oder fehlerhaftes Ausführen von Aufgaben. Der Betroffene kann schulische oder anderweitige Pflichten nicht zu Ende bringen.
- Schwierigkeiten bei der Organisation von Aufgaben und Aktivitäten.
- Der Betroffene beschäftigt sich nur ungern mit Aufgaben, für die länger andauernde geistige Anstrengungen notwendig sind.
- Häufiger Verlust von Gegenständen, die für bestimmte Aufgaben oder Aktivitäten gebraucht werden.
- Leichte Ablenkbarkeit.
- Hohe Vergesslichkeit bei Alltagstätigkeiten.

Hyperaktivität/Impulsivität nach dem DSM IV

- Ständige Unruhe: Der Betroffene kann Hände oder Füße nicht stillhalten oder rutscht auf seinem Platz hin und her.
- Bewegungsunruhe: Der Betroffene steht in der Klasse oder in anderen Situationen, in denen Sitzenbleiben erwartet wird, häufig auf.
- Häufiges Umherspringen und -rennen in unpassenden Situationen. Jugendliche oder Erwachsene verspüren oft nur ein Unruhegefühl.
- Große Schwierigkeiten, sich beim Spielen ruhig zu verhalten.
- Ruhelosigkeit: Der Betroffene handelt oftmals wie ein »Getriebener«.
- Häufiges Reden, auffallende Impulsivität.
- Häufiges »Herausplatzen« mit einer Antwort, bevor die Frage vollständig gestellt ist.
- Der Betroffene hat Mühe zu warten, bis er an der Reihe ist.
- Häufiges Stören und Unterbrechen anderer (mischt sich in Gespräche oder in Spiele ein).

Ist jede Unaufmerksamkeit ADS?

Die Diagnosekriterien nach dem **DSM IV** sind sehr weit gefasst. Deshalb besteht die Gefahr, zu schnell auf ADS zu schließen und so ADS sozusagen zu einer »Allerweltsdiagnose« werden zu lassen. Deshalb sollten Sie der Diagnose eines Arztes, der nur Symptome abfragt und dann sofort diagnostiziert, misstrauen.

Entwicklung und Verlauf der Symptomatik vom Säuglingsalter bis zum Erwachsenen

»Die charakteristischen Probleme des ADS-Kindes«, schreibt Huss, »ziehen sich gewissermaßen wie eine Grundmelodie, wie ein roter Faden, durch die Biografie.« So ist ADS, wie Dr. Alfred Fries und Jürgen Moosecker vom Institut für Sonderpädagogik an der Universität Würzburg feststellen, bereits im Säuglingsalter durch äußerst starke Unruhe gekennzeichnet. Das betroffene Kind ist leicht reizbar und weint häufig, lässt sich meist nur mit Mühe beruhigen und füttern. Es verspürt einen fortwährenden Bewegungsdrang, der Wach- und Schlafrhythmus ist deutlich instabil. Außerdem treten Essstörungen auf.

Das ältere Kleinkind weist ein relativ breites Spektrum von Verhaltensweisen auf, die sich in einem weiteren Sinn noch als »normal« definieren lassen, insofern ist eine Diagnose für diesen Entwicklungsabschnitt schwierig. Es gilt als impulsgesteuert und daher schwierig, fällt mitunter durch übermäßig aggressives Verhalten und Wutausbrüche auf; seine Aktivität ist plan- und rastlos und zugleich durch häufige und abrupte Handlungswechsel gekennzeichnet. Andererseits sind ADS-typische Kleinkinder bzw. Kinder im Vorschulalter »weitaus aktiver und forschungsfreudiger, als es für diese Entwicklungsstufe typisch ist« (Holowenko, S. 28). Ihr Spielverhalten jedoch wird in der ADS-Literatur als im Gegensatz zu anderen Kindern destruktiv und wenig zielorientiert beschrieben. Das Kind hat eine geringe Ausdauer bei Einzel- und Gruppenspiel, fällt durch häufige Trotzreaktionen auf.

ADS zeigt sich nicht erst im Schulalter, sondern schon bei Säuglingen und Kleinkindern.

Dieses defizitäre Sozialverhalten setzt sich im Kindergartenalter weiter fort und wird dann schließlich zum manifesten Problem: Starker Bewegungsdrang, störende Verhaltensweisen wie ständiges Herumzappeln und impulsives verbales »Dazwischenfunken« führen zur Gruppenunfähigkeit, die das Kind in eine Außenseiterposition manövrieren kann. Bei der auditiven und visuellen Wahrnehmung können Teilleistungsschwächen auftreten.

Mit dem Beginn der Schulzeit treten die ADS-Symptome voll zutage, was die Eingliederung in den Klassenverband deutlich erschwert und sich negativ auf das normale Leistungs- und Lernniveau auswirkt. Beim ADS-Schulkind zeigen sich häufiger Lese-/Rechtschreib- sowie Rechenschwächen als bei verhaltensunauffälligen Kindern.

Ein Therapiebeginn im Vorschulalter erhöht die Chancen des Kindes, sich später selbst als »zugehörig« zu empfinden, da die Störungen im Sozialverhalten früh beeinflusst werden können.

Lernschwierigkeiten und Probleme im Umgang mit Gleichaltrigen fließen zusammen und können zu Minderwertigkeitsgefühlen führen. Das Kind hat eine geringe Frustrationstoleranz, ist emotional instabil und häufig aggressiv. Es schlägt andere mitunter, fällt durch chaotisches Ordnungsverhalten, ständige Ablenkbarkeit, starken Redefluss und fortgesetzte Geräuscheproduktion auf, hinzu kommen Verhaltensauffälligkeiten wie hastiges Sprechen und nervöse Mimik, Gestik und Körpersprache. Es zeigt sich außerdem ein unterentwickeltes Gefahrenbewusstsein, wodurch es häufig zu Schulwegunfällen kommt. Übrigens: Hyperaktive Kinder erscheinen durch ihr impulsives Verhalten häufig aggressiv. Auf kleine Irritationen reagieren sie oft mit einer Überschussreaktion, die von Gleichaltrigen oder Erwachsenen nicht verstanden und daher als aggressives Verhalten eingestuft wird. Auslöser dieser Überreaktionen sind z. T. Störungen aus dem Bereich der Wahrnehmung. Häufig haben die Kinder Schwierigkeiten, Mimik und Gestik von anderen Personen angemessen zu interpretieren. Sie fühlen sich schnell bedroht und provoziert und schießen mit ihrer Reaktion über das Ziel hinaus.

Aggressive Verhaltensweisen entstehen möglicherweise aber auch aus den ständigen Frustrationen, die die Kinder in allen möglichen Bereichen erleben: Sie sehen, dass sie im Leistungsbereich mit den anderen nicht mithalten können. Sie werden selten gelobt, aber ständig kritisiert. Sie trauen sich nichts zu. Manche sind sprachlich weniger geschickt. So finden sie in aggressiven Verhaltensweisen die beste Möglichkeit, sich durchzusetzen und auf sich aufmerksam zu machen.

Im Jugendalter lässt die motorische Hyperaktivität häufig nach, impulsives Verhalten und Ablenkbarkeit werden jedoch auch weiterhin beobachtet. Leistungsverweigerung, eine »Null-Bock-Mentalität« und oppositionell-aggressives Verhalten können ebenso auftreten wie ein stark vermindertes Selbstwertgefühl, Ängste und Depressionen. Der betroffene Jugendliche beginnt in manchen Fällen, sich an sozialen Randgruppen zu orientieren, die Bereitschaft zu Alkohol- und Drogenmissbrauch wächst. Ebenso steigt die Bereitschaft zum Hochrisikoverhalten, was zu häufigen Unfällen führen kann.

Die im Kindesalter ausgebildete ADS-Problematik setzt sich in rund 60 % der Fälle im Erwachsenenalter fort und kann zu Drogenmissbrauch, Störungen im Sozialverhalten, Partnerschaftsproblemen, Angststörungen und Strafauffälligkeiten führen. Charakteristisch sind auch berufliche Nachteile, die in schweren Fällen sogar bis zum Verlust des Arbeitsplatzes und zur sozialen Isolation führen können. Um die Entwicklung des ADS von frühester Kindheit bis zum Erwachsenenalter aufzuzeigen und um nachvollziehen zu können, wie sich die ADS-Symptomatik im Laufe der Zeit z. T. verändert, in vielen Aspekten aber auch erhalten bleibt, seien charakteristische ADS-Merkmale, nachfolgend vereinfacht »Diagnosekriterien« genannt, zum besseren Verständnis des Phänomens ADS hier aufgeführt.

ADSler erleben oft einen Teufelskreis: Ihr Verhalten ist unangepasst und störend. Sie bekommen deshalb mehr Kritik als Lob – und das macht entweder unsicher oder aggressiv ...

»Diagnosekriterien« für erwachsene ADS-Patienten

■ **Versagensangst**: Der Betroffene verspürt ein Gefühl von Leistungsschwäche. Unabhängig von seiner tatsächlich erbrachten Leistung glaubt er, die gesteckten Ziele nicht erreicht zu haben. Der häufigste Grund für Erwachsene, therapeutische Hilfe in Anspruch zu nehmen.

■ Der **Chaosfürst**: Der Betroffene hat Probleme mit der Organisation seines Alltags. Ohne Ordnung schaffende Systeme wie Schule oder Elternautorität fühlt er sich den täglichen Organisationsaufgaben nicht gewachsen, hat das Gefühl, an »den kleinen Dingen des täglichen Lebens« zu scheitern.

■ **Aufschieben statt Anpacken**: Der Betroffene fürchtet sich davor, eine neue Aufgabe anzugehen. Er verschiebt diese immer wieder auf einen späteren Zeitpunkt.

■ **Viel ist fast nichts**: Der Betroffene arbeitet an vielen Projekten gleichzeitig – nur wenige führt er bis zu Ende durch.

■ **Impulsive »Schwatzhaftigkeit«**: Er sagt, was ihm momentan durch den Sinn geht – unabhängig davon, ob der Zeitpunkt dafür gerade sinnvoll ist. Eine Neigung, die auch schon das ADS-Kind im Klassenzimmer »auszeichnet«: Es platzt mit irgendetwas heraus, ein unmittelbar auftretender Gedanke macht sich sofort »Luft«.

■ Die **Gier nach dem Kick**: Der erwachsene ADS-Patient jagt ständig nach außerordentlicher Stimulierung. Das neue, fesselnde Abenteuer soll seiner inneren Rastlosigkeit entsprechen.

■ **Angst vor der Leere**: Als Folge von dieser Gier nach dem Kick leiden ADS-Patienten so gut wie nie unter Langeweile – das verbietet ihnen ihr umtriebiger Geist, der sie nahezu ohne Unterbrechung aktiv sein lässt.

■ **Leichte Ablenkbarkeit**: Der Betroffene hat Schwierigkeiten, seine Aufmerksamkeit auf einen bestimmten Aspekt zu fokussieren. Beim Lesen schweift er urplötzlich ab, im Gespräch verliert er den Faden. Diese Neigung geht häufig mit der Hyperfokussierung einher – der Konzentration auf etwas, was den Betroffenen besonders interessiert, z. B. das mehrstündige konzentrierte Üben eines Musikstücks bei künstlerisch veranlagten Personen.

- Das »**Zerstreute Genie**«: Viele ADS-Patienten beeindrucken trotz ihrer Zerfahrenheit und Ablenkbarkeit durch Phasen geistiger Brillanz, einige gelten sogar als besonders kreativ. Von zahlreichen Künstlern/Künstlerinnen nimmt man heute an, dass sie ADS-Patienten sind/waren.

- **Angst vor Spielregeln:** Der Betroffene hält sich ungern an Verfahrensregeln oder Prozeduren. Nach Auffassung vieler Experten bekundet der Betroffene damit keinen Konflikt mit Autoritätspersonen, sondern zeigt so seine Abneigung vor Routine bzw. Schemata.

- »**Frustphobie**«: Frustrationen (die man z. B. im beruflichen Alltag hin und wieder erlebt) erzeugen in ihm impulsive Wut, oft verbunden mit dem Rückzug ins »Schneckenhaus«. Denn Frust-Erlebnisse erinnern den Betroffenen an Fehlschläge vergangener Zeiten. Daher fürchtet er sich vor ihnen mehr als andere Menschen.

- **Impulsivität:** Wo andere schon mal spontan sind, handelt der erwachsene ADSler impulsiv. So beim Ausgeben von Geld, beim urplötzlichen Über-den-Haufen-Werfen von Plänen oder bei der spontanen Bekundung neuer Ideen. Ein Verhalten, das – je nachdem – ein schädliches oder günstiges Symptom sein kann.

- **Unnötige Ängste und Sorgen**: Der Betroffene neigt dazu, sich ständig wegen der verschiedensten Dinge Sorgen zu machen, während er viele wirkliche Gefahren nicht erkennt.

- »**Die Welt stürzt zusammen …**« Erwachsene ADS-Patienten leiden oft unter chronischem Unsicherheitsgefühl –

auch dann, wenn dies ihren eigenen Lebensumständen nicht entspricht.

- **Labilität:** Analog dazu werden sie von häufigen Stimmungsschwankungen gequält – oft nach der Trennung von einem Menschen oder nach Abschluss eines Projekts.

- **Motorische Unruhe, innere Rastlosigkeit:** Die Hyperaktivität eines ADS-Kindes zeigt sich beim betroffenen Erwachsenen oftmals durch starke motorische Unruhe: Auf- und Ablaufen, ständiges Wechseln der Sitzhaltung, Trommeln mit den Fingern, Gereiztheit.

- **Suchtprobleme:** Der Betroffene neigt aufgrund seiner ADS-Problematik zu erhöhtem Suchtverhalten. Hierzu gehört der mitunter übermäßige Genuss von Alkohol und Tabak, aber auch »natürliche« Aktivitäten wie Spielen, Arbeiten, Sexualität, Essen usw. können suchtartige Formen annehmen.

- **Mangelndes Selbstvertrauen:** Ein Problem vieler ADS-Patienten!

- **Unzutreffende Selbstbeurteilung:** Viele erwachsene ADS-Patienten leiden an fehlerhafter bzw. unzureichender Selbstbeurteilung und Selbsteinschätzung. Sie glauben, weniger erfolgreich oder leistungsfähig zu sein, als sie tatsächlich bzw. in den Augen anderer sind.

- **In der Familie** des ADS-Patienten sind Fälle von ADD, manisch-depressiver Erkrankung, Suchtprobleme, Zwangsstörungen oder andere **Verhaltensauffälligkeiten bekannt**.

- Der Arzt stellt bei der Anamnese fest, dass der **erwachsene Patient** bereits **als Kind** unter den **ADS-typischen Symptomen** litt.

- Die **Problematik lässt sich nicht mit anderen psychischen oder organischen Störungen erklären**.

KAPITEL 3

Co-Morbidität:
Du hast also ADS – und was noch?

Ausschlussdiagnostik

Da die ADS-Symptomatik den Symptomen anderer neurologischer, psychiatrischer oder körperlicher Erkrankungen ähneln kann, muss genau abgegrenzt werden, ob auftretende Auffälligkeiten auf andere Ursachen als ADS zurückzuführen sind. Zu diesen können gehören:

- Verhaltensauffälligkeiten, die auf das soziale Umfeld zurückzuführen sind
- isolierte Teilleistungsstörungen (z. B. Leseschwäche, Verarbeitungsstörungen im visuellen bzw. akustischen Bereich, starke Schwerhörigkeit oder Fehlsichtigkeit)
- Anfallserkrankungen wie Epilepsie
- Begleiterscheinungen medikamentöser Langzeitbehandlung (u. a. Antiepileptika)
- Tic-Störungen (Tourette Syndrom)
- Psychosen
- Depressionen
- Autismus
- isolierte Störungen des Sozialverhaltens
- **Posttraumatische Belastungsstörung** (PTSD): Die Symptome wie Stimmungsschwankungen, Konzentrationsstörungen und Verhaltensstörungen in der Schule sind leicht mit ADS-Symptomatiken zu verwechseln. Eine reine PTSD liegt meistens dann vor, wenn sich beim betroffenen Kind bzw. Jugendlichen erst nach Auftreten eines traumatischen

Ereignisses (Missbrauch, Krankheit, Unfall) die charakteristischen Symptome zeigen. In solchen Fällen werden die Probleme in der Regel nur für kurze Zeit, d. h. ein paar Wochen oder Monate, anhalten, nicht jedoch über Jahre, wie dies bei ADS der Fall ist. Sind Hyperaktivität oder Unruhe, Stimmungsprobleme usw. bereits vor der Traumatisierung vorhanden gewesen und wurden durch diese verstärkt, muss der Arzt an eine ADHS und an ein PTSD denken, d. h., dann liegt eine Co-Morbidität vor, die eine besonders sorgfältige Anamnese erfordert.

Die ADS-Problematik zeigt sich manchmal nicht allein, in so genannter idealtypischer »Reinkultur«. Manchmal ist sie mit anderen neurologischen oder psychopathologischen Befunden, die z. T. ähnliche Symptome aufweisen, vergesellschaftet (Co-Morbidität). In solchen Fällen werden meist kombinative Therapien durchgeführt. Hier eine Auswahl möglicher Co-Morbiditäten:

■ ADS/ADHS und **Bipolare Störungen** ähneln sich in ihrer Symptomatik – dies erschwert die Differenzialdiagnose (Ausschlussdiagnostik) deutlich. Andererseits leiden viele Patienten aber auch an beiden Störungen gleichzeitig. In solchen Fällen ist der Grad der Beeinträchtigung für betroffene Kinder, aber auch für Jugendliche und Erwachsene besonders gravierend: Eine geringe Toleranz gegenüber Grenzsetzungen, heftige Wutausbrüche, mitunter extreme Stimmungsschwankungen und Aggressivität bis hin zu Gewaltausbrüchen kennzeichnen das gleichzeitige Auftreten von ADS und Bipolarer Störung. Der Facharzt rät in solchen Fällen meist zu einer Kombinationstherapie, empfiehlt beispielsweise die Gabe von Psychostimulanzien (Methylphenidat) zusammen mit Antiepileptika (z. B. Valproinsäure) oder Lithium. Wichtig ist aber auch, die Eltern mit in die Therapie einzubeziehen, da diese durch das impulsive, unkontrollierte Verhalten ihrer Kinder oftmals massiv überlastet sind. Häufig sind sie selbst von einem residualen ADHS oder einer bipolaren Störung betroffen und reagieren daher ihrerseits mit Wutausbrüchen oder gar Gewalt. Auf diese Weise entsteht ein »Missbrauchsklima«, dem durch die Mit-Behandlung der Eltern vorgebeugt werden kann. »Die Analyse von Behandlunsgversagern«, schreibt C. C. Clark in seinem Beitrag »ADDULT Support of Washington Adults with ADD«, »zeigt, dass (...) meist zu wenig Sorgfalt auf die Diagnostik und effiziente Behandlung von Angehörigen und anderen Familienmitgliedern erfolgte.«

■ **Depressionen** zählen zu den häufigsten sekundären Störungen, die als Begleiterkrankung von ADS/ADHS oft bei Schulkindern im Alter von zehn bis zwölf Jahren auftreten können. Sie sind die Folge eines verminderten Selbstwertgefühls, das sich durch zahlreiche Misserfolge im sozialen und schulischen Umfeld ergibt. Die – oft von Panik- oder anderen Angststörungen begleitete – depressive Symptomatik kann sich im Erwachsenenalter so verstärken, dass die Patienten zusätzlich zur ADS-Therapie psychotherapeutische Hilfe benötigen.

■ **Panikstörungen** und generalisierte Angststörungen werden bei rund 28–30 % jugendlicher (und erwachsener) Patienten mit ADHS festgestellt. Ärzte nehmen heute eine starke genetische bzw. familiäre Komponente an, so dass die genaue Erhebung und Therapie beider Störungen in einer Familie unerlässlich sind. Häufig sind die Symptome derart miteinander verknüpft, dass sie sich gegenseitig auf höchst ungünstige Weise verstärken können. So kann jemand, der häufig unpünktlich ist, vieles vergisst und sich nur schlecht an Erfahrungen der Vergangenheit erinnert, eine innere Furcht vor einer Verabredung haben, die dann schließlich Paniksymptome auslöst, die sich bis zur voll ausgeprägten Panikattacke steigern können. Umgekehrt können Patienten mit Panikstörungen Schwierigkeiten haben, sich mit der ADHS-Symptomatik wie gewohnt anzupassen, da die Angst wiederum Organisationsschwierigkeiten und Unaufmerksamkeit für Details fördert und die Bewältigung des Alltags erschwert.

- **Tic-Störungen** (Tourette-Syndrom) treten seltener bei ADS-Patienten auf. Im Falle der Co-Morbidität wird häufig eine Kombinationstherapie empfohlen. Werden Tic-Symptome vom Psychostimulanz provoziert, muss dieses unter Umständen abgesetzt werden.

Die Ursachen von ADS

In den letzten Jahren hat sich in der ADS-Forschung zwar einiges getan – dennoch gibt es nach wie vor kein klares medizinisches Messinstrument zum eindeutigen Nachweis des Aufmerksamkeits-Defizit-Syndroms. Das heißt, die Diagnose wird gestellt auf der Grundlage eines Katalogs von Symptomen/Verhaltensauffälligkeiten. Die Ursachendiskussion wird im Wesentlichen von drei Theorien bestimmt:

(1) Biologisch-physiologische Theorie
Die weit verbreitete und im medizinischen Umfeld akzeptierte Biologische Theorie geht von einer genetischen Veranlagung des Patienten aus. Sie nimmt als Ursache von ADS eine erblich bedingte neurobiologische Funktionsstörung in den für die Koordinations- und Steuerungsaufgaben der Informationsverarbeitung zuständigen Bereichen des zentralen Nervensystems an. Durch einen Mangel an Neurotransmittern wie Serotonin und Dopamin, die für die Informationsübertragung im Gehirn

verantwortlich sind, werden die Verarbeitung und Weiterleitung von Informationen und Nervenimpulsen beeinträchtigt: Die Filterung von Informationen durch das neuronale Netzwerk findet nicht mehr in ausreichendem Maße statt, wodurch es beim Patienten zu einer ständigen Reizüberflutung kommt – und damit zu den entscheidenden Symptomen. Er wird extrem leicht ablenkbar, da er zu viele Informationen ungeordnet aufnehmen muss. Erhöhte Reizbarkeit, motorische Unruhe und affektives Verhalten ergänzen das Bild. »Der innere Rechner«, sagen die Vertreter dieser Theorie, »stürzt ab.« Wissenschaftliche Beweise für die leicht nachvollziehbare Dopaminmangelhypothese gibt es

www.psychologie-online.ch/add

Ein hervorragendes Informationsangebot zu ADS bei Kindern und Erwachsenen bietet diese Website von Schweizer Psychologen.

allerdings bis heute nur eingeschränkt. Sie ist in erster Linie eine Schlussfolgerung aus der paradoxen Beobachtung, dass sich die Symptome durch Dopamin-freisetzende Stimulanzien bessern.

Mit modernen bildgebenden Untersuchungsmethoden wie der Positronenemissionstomographie (PET), die eine Darstellung von Stoffwechselvorgängen des Gehirns ermöglicht, und der Single-Photon-Emissions-Computertomographie (SPECT) wurden Funktionsstörungen in einzelnen Hirnabschnitten (zum Beispiel den Stammganglien und dem Frontalhirn) sichtbar gemacht. Durch die beobachteten Störungen wird das Auftreten neuer Gedanken nicht gehemmt, mit der Folge, dass begonnene Gedanken nicht zu Ende gedacht werden können.

In einer Erklärung des Friedrich-Baur-Instituts und der Klinik und Poliklinik für Nuklearmedizin der Ludwig-Maximilians-Universität München heißt es: »Die bisher durchgeführten biochemischen, neurophysiologischen, radiologischen, nuklearmedizinischen und molekulargenetischen Untersuchungen zu möglichen Ursachen der Aufmerksamkeitsdefizit-/Hyperaktivitätsstörung (ADHS) lassen vermuten, dass auf genetischer Basis eine Dysfunktion der Katecholamine im frontostriatalen System vorliegt. Diese Störungen im Katecholaminhaushalt – hier scheint vor allem Dopamin betroffen zu sein – führen zu Beeinträchtigungen der motorischen Kontrolle, der Impulsivität sowie der Reizwahrnehmung und -verarbeitung. Erstmals konnte gezeigt werden, dass sich die im Vergleich zu Kontrollpersonen erhöhte Dopamintransporterdichte im Striatum betroffener Erwachsener durch Methylphenidat deutlich reduzieren lässt.« (Praxis für Psychiatrie und Psychotherapie, Ottobrunn bei München. psycho 26 [2000] 199-208)

Interessant ist auch, dass Patienten mit einer Schädigung im Bereich des Frontalhirns häufig ähnliche Symptome wie die bei der ADHS beschriebenen aufweisen.

Eine genetische Veranlagung scheint wahrscheinlich. In sehr vielen Fällen sind deshalb Eltern, Geschwister (besonders eineiige Zwillinge) oder andere Verwandte ebenfalls betroffen. Wissenschaftler in Amerika konnten bisher Veränderungen an zwei Genen mit der Erkrankung an ADS in Zusammenhang bringen. Leidet ein Elternteil unter ADS, beträgt das Risiko seiner Kinder, ebenfalls an ADS zu erkranken, 20–30 %. Allerdings ist vielen der heutigen Erwachsenen nicht bewusst, dass sie von ADS betroffen sind. Die meisten Erwachsenen haben Strategien zur Bewältigung der ADS-Symptome entwickelt und mehr oder weniger gut gelernt, mit ihren Problemen zu leben.

Theorie Prof. Hüther

(Von Hildegard Barthelmes)

Prof. Hüther (Göttingen) gehört zu den Ritalin-Kritikern. Er geht davon aus, dass die Betroffenen von Geburt an ein stärker ausgebildetes dopaminerges System haben, dass sie von Anfang an wacher, neugieriger, kurz: leichter stimulierbar als die meisten anderen Kinder sind.

Erkenntnisse der neueren Hirnforschung legen die Vermutung nahe, dass die neuronalen Vernetzungen im Gehirn im Laufe des Lebens durch die Spezifität ihrer Nutzung um- und überformt werden (man spricht von »nutzungsbedingter Plastizität«). Die Ausbildung des Innervationssystems hängt nun aber von der Häufigkeit der Aktivierung durch Reize ab, und hier lässt sich ein sich selbst intensivierender Teufelskreis denken, in den die betroffenen Kinder geraten können. Der »paradoxe« Effekt des Methylphenidats käme dann dadurch zustande, dass der Dopaminhaushalt der betroffenen Kinder gebremst wird, solange die entleerten Dopaminspeicher noch nicht wieder aufgefüllt sind.

Entscheidend ist nach diesem Modell, was die Kinder in ihren ersten Lebensjahren aus dieser Anlage machen können: Denn die Ausreifung des dopaminergen Systems, das nicht nur die Aufmerksamkeit steuert, sondern von der Großhirnbasis aus auch Bewegungen kontrolliert, wird durch neue Reize aktiviert.

Frühzeitige Erziehungsmaßnahmen (sichere Bindungen, ruhiges Entwicklungsumfeld) würden damit umso wichtiger. Eine länger andauernde Drosselung dieses Systems durch Methylphenidat (Ritalin) könnte, nach Hüther, seine Ausreifung unter Umständen dauerhaft verhindern. Dennoch rät auch er nicht, Ritalin sofort abzusetzen. Eltern sollten vielmehr mit dem Arzt das weitere Vorgehen besprechen.

(2) Bioumwelttheorie

Die Bioumwelttheorie nimmt an, dass Umweltauslöser für ADS verantwortlich sein könnten. Die Verfechter dieser Hypothese führen u. a. Untersuchungen an, die einen verlangsamten Glukosestoffwechsel bei ADS-betroffenen Kindern und Erwachsenen belegen. Durch diesen kann es zu einer Glukose-Mangelversorgung in jenen Arealen des Gehirns kommen, die für die Aufmerksamkeit zuständig sind. Anomalien des Glukosestoffwechsels, so wird weiter vermutet, können u. a. ein Hin-

weis auf eine Überbelastung des Organismus mit Schwerme-
tallen (z. B. Blei) sein. Angesichts der massiven Schadstoffbe-
lastungen, denen wir in unserer Zeit ausgesetzt sind, ist die
Umwelthypothese trotz ihres derzeit (zu) geringen Gewichtes
im wissenschaftlichen Diskurs eine zumindest bedenkenswer-
te Theorie. Das hohe Maß an Schadstoffen in verschiedenen
Nahrungsmitteln wie Blattgemüse, Innereien und Kondens-
milch, vor allem aber die – vom Deutschen Ärzteblatt bemän-
gelte – Trinkwasserbelastung durch »anthropogene Fremdstof-
fe im Rohwasser«, aber auch durch sauren Regen freigesetztes
Blei und Kupfer aus Rohrleitungen der Hausinstallation kann
nach Ansicht von Fachärzten zu massiven Schäden und ADS-
typischen Symptomen wie Hyperaktivität und Lernstörungen
führen. »Blei in geringer Konzentration«, warnt die Umwelt-
medizinerin Dr. Procházka, »hängt deutlich mit Hyperaktivität zusammen. Es ist neurotoxisch und reduziert den IQ.«
Viele naturheilkundlich orientierte Mediziner wollen festgestellt haben, dass rund 80 % der ADS-Kinder in ihren Praxen
eine im Verhältnis zu nichthyperaktiven Kindern erhöhte
Bleikonzentration im Urin ausweisen.

(3) Umwelttheorie

Die Umwelttheorie sucht die Ursachen für ADS im sozialen
Umfeld des Patienten: Gemeint sind u. a. Konflikte im Elternhaus, Konflikte der Eltern, allgemeine Erziehungsprobleme,
aber auch Schwierigkeiten in der Schule bzw. im weiteren sozialen Umfeld usw. Nach heutigem Kenntnisstand kann ADS
nicht ausschließlich durch diese Faktoren erklärt werden. Sicher ist aber, dass Probleme im familiären und schulischen
Bereich zu zahlreichen Verhaltensauffälligkeiten und psychischen Störungen wie Unaufmerksamkeit, Affektivität, Hyperaktivität usw. führen können – zu Symptomen also, die ADS
sehr ähneln. Zur klaren Abgrenzung ist eine Diagnose des Fa-
milienumfelds unerlässlich.

KAPITEL 4

ADS und Hochbegabung?

Von Hildegard Barthelmes

Eine ADS-Vermutung und eine Hochbegabung führen bei einem Kind häufig zu ähnlichem Verhalten. Viele Wissenschaftler sehen ADS als genetisch bedingtes organisches Krankheitsbild. Andere sehen ADS lediglich als Sammelbegriff für erlernte Verhaltensweisen, die unterschiedliche Ursachen haben können. Selbst für Ärzte, Psychologen und andere Fachleute ist demnach eine ernsthafte Diagnose sehr aufwendig. Eltern sind in einer misslichen Lage. Sie leiden unter ihrem anstrengenden, schwierigen Kind. ADS, ein Befund, da bisher nicht heilbar, nur beherrschbar, nichts Gutes verheißend. Hochbegabung stigmatisiert und ist wenig nachvollziehbar, macht unsicher, wie man damit umgehen soll.

Hochbegabung wurde lange Zeit tabuisiert. Erst in den letzten Jahren wird darüber wieder in der Öffentlichkeit diskutiert. Das Gesundheits- und Bildungssystem ist daher mit der Wahrnehmung von Hochbegabung und mit **ADS und Hochbegabung verursachen oft ähnliche Symptome.** dem Umgang mit hochbegabten Kindern bisher wenig vertraut. Hochbegabte Kinder werden immer noch in eine besondere Stellung gehoben und eher argwöhnisch betrachtet. Die Familien erleben viel Unverständnis und Ablehnung in ihrer Umgebung sowie in Kindergarten und Schule.

Hochbegabte Kinder entsprechen oft nicht den Erwartungen. Sie entwickeln sich aufgrund ihrer schnellen und komplexen Denkweise erstaunlich schnell und unerwartet, verglichen mit Gleichaltrigen. Die Orientierung an überholten, entwicklungsbiologischen und -psychologischen Modellen führt z. B.

immer noch zur Bildung altersgleicher Gruppen. Dies erschwert den positiven Umgang mit hochbegabten Kindern und die differenzierte, individuelle Förderung. Hochbegabte Kinder können problematische Verhaltensweisen ausbilden, die dann auch irrtümlicherweise unter ADS subsumiert werden. Der Verdacht auf ADS taucht meist erst in den auf Anpassung hin orientierten Sozialisations-Umfeldern Kindergarten und Schule auf. Der Befund ADS darf erst nach Ausschluss anderer Ursachen gestellt werden.

Es sollte erst einmal abgeklärt werden, ob das Kind hochbegabt ist. Hier können Eltern sich selbst helfen, indem sie sich an das Verhalten des Kindes in den ersten Lebensjahren erinnern oder es beobachten. Das, anhand von Checklisten verglichen, ergibt erste Anzeichen, ob eine Hochbegabung vorhanden ist. Kinderärzte und das Umfeld haben dieses in den meisten Fällen nicht beachtet. Kinderärzte sollten daher sensibilisiert werden. Bei kleinen Menschen sollten sie ihr Augenmerk nicht nur auf Fehlentwicklungen richten, sondern mittels geeigneter Checklisten auf eine mögliche Hochbegabung achten.

Umgeben von Altersgleichen langweilen sich hochbegabte Kinder schnell. Sie werden aufgrund ihres nicht »altersgerechten« Verhaltens von anderen Kindern abgelehnt. Die Kinder verlieren dann leider schnell ihre natürliche Neugierde und ihre Lernfreude. Sie werden aggressiv und albern (häufiger Jungen) oder ziehen sich zurück (häufiger Mädchen). Die sich daraus entwickelnden und sich über die Jahre verstärkenden Verhaltensweisen sind dann meist identisch mit den für ADS beschriebenen.

Je länger die Kinder diese Verhaltensweisen bereits eingeübt haben, umso schwieriger ist eine Hochbegabung direkt durch einen Intelligenztest belegbar. Daher sollten Eltern, die für ihr Kind Hochbegabung vermuten dürfen, behutsam vorgehen. Sie sollten Kontakt zu Selbsthilfegruppen, Vereinen und Beratungsstellen suchen. Hilfreich wirken: angemessene Zuwendung/ Wahrnehmung und Förderung durch Erwachsene, die Begegnung mit Begabungsähnlichen (Peers) und Angebote von interessanten und herausfordernden Themen/Aufgaben, betreut durch Mentoren (Enrichment). Ein Kind kann dann wieder Zuversicht ins Leben entwickeln und sein Selbstbewusstsein aufbauen. Generell gilt, dass häufig die ADS-Verhaltensweisen bei hochbegabten Kindern verschwinden, wenn die auslösenden Faktoren erkannt sind und die Lebenssituation verändert wird.

Es ist sehr ratsam, einen IQ-Test bei einem mit Hochbegabung vertrauten Diagnostiker/Testpsychologen machen zu lassen. Fragen Sie diese Fachleute, welche Erfahrung sie mit Hochbegabung haben. Seien Sie vorsichtig, wenn zu dieser Frage ausweichende, einsilbige oder abqualifizierende Antworten kommen. Bestehen Sie darauf, dass ihr Kind ausführlich getestet wird. Wichtig ist das differenzierte Profil von Stärken und Schwächen Ihres Kindes. Auch Hochbegabung kann z. B. verbunden sein mit spezifischen Entwicklungsstörungen wie Wahrnehmungsstörungen, Leserechtschreibschwäche (LRS) oder Rechenschwäche (Dyskalkulie). Lassen Sie sich das Verhalten des Kindes beim Test und die einzelnen Ergebnisse ausführlich erläutern und sich die Testergebnisse aushändigen (darauf haben Sie einen gesetzlichen Anspruch).

Auch Hochbegabungen können mit Teilleistungsschwächen kombiniert sein.

Wie schon beschrieben, fordern einige anerkannte Forscher und Therapeuten aufgrund ihrer Forschungsergebnisse ein Umdenken in Sachen ADS und üben Kritik an den heute üblichen Therapien. Sie widersprechen der herrschenden Auffassung von ADS als einer genetisch-organischen Krankheit. Sie beurteilen die unter ADS zusammengefassten Symptome als erlernte Verhaltensstörungen, die sich in Hirnstrukturen und -funktionen widerspiegeln.[1] Damit sollten wir uns beschäftigen, wenn wir als Eltern unser Recht ausüben wollen, über mögliche Therapien mitzuentscheiden.

Das Phänomen der Begabung

Grundsätzlich ist jedes Kind von Natur aus mit individuellen Gaben ausgestattet, ein besonderes Geschenk des Lebens. Kinder entwickeln sich auch auf jeweils besondere Weise, indem sie mit ihrer Umwelt, zunächst der Mutter auch schon vor der Geburt, und danach mit Eltern und ggf. Geschwistern interagieren. Die elterliche Liebe schafft für das Kind den Raum, seine Kräfte zu entfalten. Eltern und Erzieher helfen dem Kind, zunehmend verantwortlich das eigene Leben zu bewältigen und die Gesellschaft mitzugestalten.

Kinder sind so unterschiedlich und kommen ohne »Bedienungsanleitung« zur Welt. Es ist oft nicht einfach, sie richtig zu verstehen, sie in ihren Bedürfnissen und ihrer Persönlichkeit positiv wahrzunehmen. Besonders dann, wenn sie, aus welchen Gründen auch immer, sehr unruhig, sehr fordernd sind. Andererseits gilt für Kind und Eltern: An Herausforderungen kann man wachsen. So haben auch wir Eltern die Chance, diese wachen, unruhigen und fordernden Kinder besser wahrzunehmen und sie als Bereicherung erfahren zu dürfen. Vorbeugung ist wichtig: Gut ist es, wenn wir frühzeitig die besondere Ausstattung unserer Sprösslinge erkennen und verstehen lernen.

Kinder kommen ohne »Bedienungsanleitung« zur Welt. Es ist nicht immer einfach, sie richtig zu verstehen.

Wie denken, fühlen und handeln hochbegabte Kinder?

Es gibt nicht »die« Hochbegabung. Auch hochbegabte Kinder haben ihre Stärken und Schwächen. Hochbegabung kann auch einhergehen mit z. B. Wahrnehmungsstörungen und Entwicklungsverzögerungen. Nicht jedes Kind zeigt alle nachfolgend aufgeführten Merkmale. Wenn jedoch viele auf unser

Wie funktioniert das Gehirn?

Früher nahm man an, das menschliche Gehirn bilde während seiner Entwicklung eine mit dem fünften Lebensjahr abgeschlossene, unveränderliche Struktur aus (neuronale Verschaltungen und synaptische Verbindungen). Heute jedoch weiß man, dass das menschliche Gehirn zeitlebens lernfähig, veränderbar ist. Seine Struktur und seine Funktion werden entscheidend dadurch beeinflusst, wie wir es gebrauchen. Intensive seelische Erlebnisse und Erfahrungen lösen Veränderungsprozesse aus und werden strukturell im Gehirn verankert. Die Rolle, die Gefühle spielen, wenn wir Informationen verarbeiten, ist inzwischen erkannt. Je intensiver wir fühlen, umso nachhaltiger beeinflusst dies unser Denken und Handeln. Je differenzierter wir lernen, unsere eigenen Gefühle wahrzunehmen, umso einfühlsamer können wir unseren Mitmenschen begegnen. Somit ist unser Gehirn »weniger ein Denkorgan als vielmehr ein Sozialorgan«. Es ist in »Bau und Funktion« darauf ausgerichtet, unsere »psycho-soziale Kompetenz« zu optimieren[2] (Hüther 2001). Dies gilt für uns alle gleichermaßen.

Neue Situationen, die wir als Herausforderungen erleben, weil wir sie bewältigen können, führen zur Stabilisierung und Bahnung der Verschaltungen, die wir bei der erfolgreichen Bewältigung gebraucht haben. Je öfter wir diese Strategien erfolgreich anwenden, desto fester verankern sie sich. Wenn wir die Konfliktsituation nicht mit unseren bisherigen Strategien lösen können, wird bisher Erlerntes aufgelöst. Dann beginnt die Suche nach neuen Bewältigungsstrategien, die sich wiederum im Gehirn widerspiegeln. So gesehen sind Krisensituationen positive Anreize. Sie führen zur Persönlichkeitsentwicklung und verbessern unsere Lösungskompetenz. Eingeübte, als hilfreich erfahrene Verhaltensweisen finden so auf jeden Fall ihre Verankerung im Gehirn. Sie werden immer dann aktiviert, wenn wir vergleichbaren Situationen begegnen.

> Letztlich gilt dieser Prozess auch für problematische Verhaltensweisen, in die zu flüchten ein Mensch aufgrund negativ empfundener Situationen gelernt hat. So kann aus einem Zappelphilipp ein immer besserer Zappelphilipp werden.[3] Wenn wir uns jedoch über lange Zeit als ausgeliefert, unverstanden, hilflos, machtlos gegenüber Anforderungen aus unserem Lebensumfeld erfahren, besteht die Gefahr von gravierenden Fehlentwicklungen. Wir können sogar krank werden, vor allem wenn dieser Zustand längere Zeit anhält.[4]   *Hüther 1999*

Kind zutreffen, sollte ein Test bei einem mit Hochbegabung erfahrenen Diagnostiker/Testpsychologen durchgeführt werden. Denn dann können wir unser Kind in seinen Stärken und Schwächen annehmen, fördern und Fehlentwicklungen vorbeugen und ggf. heilen. Gefährlich ist das weit verbreitete Vorurteil, hohe Begabung setze sich allein durch, brauche keine besondere Förderung, denn diese Kinder seien ohnehin schon privilegiert. In Wirklichkeit stellen die besonderen Gaben dieser Kinder ein Potenzial dar, das sich nur bei entsprechender Wahrnehmung und Förderung entfalten kann.

Merkmale für Hochbegabung[5]

Lernen und Denken
Das Kind zeigt hohes Detailwissen in einzelnen Gebieten. Es hat einen ungewöhnlich großen Wortschatz für sein Alter. Es hat eine sehr hohe Verarbeitungskapazität, merkt sich Fakten schnell und nachhaltig, erfasst sehr präzise Ursache- und Wirkungs-Zusammenhänge. Es fällt ihm leicht, gültige Verallgemeinerungen herzustellen. Es liest und rechnet früh und viel aus eigenem Antrieb. Es denkt kritisch, unabhängig und wertend. Es kann außergewöhnlich gut beobachten.

Arbeitshaltung und Interessen

Sehr früh interessiert das Kind sich für Erwachsenenthemen wie Philosophie, Umweltfragen und Gerechtigkeit in der Welt. Es löst Aufgaben mit wenig/ohne Anleitung und Hilfe, arbeitet gerne unabhängig, um genug Zeit für das eigene Durchdenken eines Problems zu haben. Es geht in interessanten Themen völlig auf, langweilt sich bei Routineaufgaben. Es ist selbstkritisch, neigt zu Perfektionismus und ist mit seinem Tempo oder Ergebnis nicht schnell zufrieden.

Sozialverhalten

Das Kind akzeptiert Anordnungen, die ihm logisch erscheinen. Es hinterfragt die Auffassungen von Autoritätspersonen kritisch und folgt nicht einfach der Mehrheit. Es beschäftigt sich intensiv mit Fragen nach Recht/Unrecht, Gut/ Böse. Es sucht sich seine Freunde bevorzugt unter Gleichbefähigten, oft Älteren; es zeigt Führungseigenschaften. Es kann sich sehr gut in andere einfühlen und interessiert sich deshalb für politische und soziale Probleme.

> »Nichtförderung ist Liebesentzug!«
> *Jutta Billhardt, Hochbegabtenförderung e.V.*

Fühlen – sinnliche Wahrnehmung

Besonders deutlich unterscheiden sich hochbegabte Kinder von ihren Alterskameraden durch ihre außergewöhnliche Sensibilität (in der Pychologie auch »overexcitability«/OE genannt) sowie den sehr intensiv und beschleunigt verlaufenden Reifungsprozess ihrer Persönlichkeit. OE kann fünf unterschiedliche Bereiche betreffen und sich wie folgt äußern[6] :

Psychomotorisch: Freude an Bewegung, hoher Aktivitätsgrad (z. B. geringes Schlafbedürfnis, schnelles Sprechen, hohe Begeisterungsfähigkeit, Schauspielen, Vorliebe für schnelle Sportarten).

Sensorisch: intensive Sinneswahrnehmung (Sehen, Riechen, Hören, Berühren usw.), hier reicht die Skala von großer Freude bis zu erhöhter Empfindlichkeit; hohe Genussfähigkeit, ausgeprägte Wertschätzung für schöne Objekte, Schreibstile, Wortspiele; Unverträglichkeit bestimmter Textilien, Nahrungsmittel, Gerüche oder Geräusche.

Intellektuell: moralische und intuitive Wahrnehmungen über »intellektuelle Intelligenz« hinaus. Beim Lernen und Problemlösen bedeutet dies: frühe, ausgeprägte Neugierde. So stellt das Kind z. B. schon im ersten bis dritten Lebensjahr untersuchende und testende Fragen, zeigt hohe Konzentrationsfähigkeit und Ausdauer in der Beschäftigung mit neuen Inhalten. Es verfügt über hohe intellektuelle Sensibilität. Das Kind liest schon früh und leidenschaftlich gerne. Es plant detailliert, verarbeitet Handlungen und Ereignisse gedanklich vorausschauend. Häufig denkt das Kind über sich selbst und das Denken nach. Es zeigt moralisches Denken und entwickelt schon früh eigene Werthierarchien und hohes Einfühlungsvermögen. Auch hier sind hochbegabte Kinder Altersgleichen durchgehend weit voraus.

Kreativ/imaginär: hochentwickelte Vorstellungskraft (bildhaftes Denken, lebendige Fantasie, daher Sinn für Poesie und Dramatik; Erfindergeist, Furcht vor Unbekanntem, Tendenz zum Dramatisieren, animistisches, magisches Denken). Es erfindet oft Personen oder Objekte als Gesellschaft, als Ersatz für Freunde. Es besitzt einen ausgeprägten Sinn für Humor. Es träumt komplex und in Farbe, ist anfällig für Alpträume. Da es in Bildern denkt, gebraucht es häufig bildhafte Ausdrücke/Metaphern. Wegen seiner ausgeprägten Vorstellungskraft neigt es zu Angst vor Unbekanntem, da vieles vorstellbar, aber nur schwer zu verarbeiten ist.

Emotional (wahrscheinlich die wichtigste Fähigkeit): Gefühlsintensität, d. h. extreme positive Gefühle wie Glück, Begeisterung. Hohe Einfühlung drückt sich aus in der Tiefe der Zuneigung, der Stärke gefühlsmäßiger Bindung zu Menschen und Tieren. Das Kind hat ein stark gefühlsmäßiges Gedächtnis. Intensiv negative Gefühle können sein: Angst, Wut, Sorgen und Schuldgefühle, Hemmungen (Schüchternheit, Minderwertigkeit, Gefühle von Ungenügen, Unterlegenheit), Einsamkeit, depressive und suizidale Stimmungen. Charakteristisch für Gefühlstiefe sind Gedanken über den Tod, Anpassungsschwierigkeiten an neue Umgebungen. Da das Kind sich tief an andere bindet, kann dies zu Konflikten führen, wenn andere weniger tief empfinden. Es kann sich sehr gut in andere hineinversetzen, sich mit ihnen freuen oder mit ihnen leiden. Da ein hochbegabtes Kind von Dingen angerührt wird, die andere nicht wahrnehmen, an denen andere sich nicht stören, glaubt es oft, etwas sei mit ihm nicht in Ordnung. Es braucht dann Hilfe, um seine Gefühle als wertvoll schätzen und damit umgehen zu lernen. Emotionale Anspannung äußert sich körperlich (Erröten, nervöser Magen usw.).[7]

Es erscheint einleuchtend, dass sich die Persönlichkeitsentwicklung so begabter Kinder von Altersgleichen unterscheidet. In den ersten Phasen, die weitgehend biologisch bestimmt sind, orientieren sich Kinder an äußeren Standards, überwiegend gesteuert durch das soziale Umfeld. Dann folgen die Phasen, die zunehmend vom Kind selbst gestaltet werden. Hier beginnt die persönliche Entfaltung. Das Kind entwickelt höhere geistige Funktionen. Es zeigt Gefühlsreichtum, bildet ein authentisches Wertempfinden, trägt mit sich selbst intensiv Konflikte zwischen höheren und niederen Wertvorstellungen aus, entwickelt Schuldgefühle. Es strebt nach Autonomie, Selbstbestimmung, Perfektion und Anerkennung. Hier wirkt es sich tragisch aus, wenn dieses Verhalten als unerwünscht, altklug und aufmüpfig abgelehnt wird.

Bei positiver Umfeldreaktion auf den Drang zur Selbstverwirklichung wächst nicht nur das Selbstbewusstsein, sondern auch die Fähigkeit, sich selbst zu kontrollieren, sich selbst zu erziehen und sich selbst ins Gleichgewicht zu bringen. Wichtig ist es, die Kinder emotional zu unterstützen und ihnen erzieherisch verlässlich, klar und positiv zu begegnen. Denn große emotionale Intensität bedeutet auch eine erhöhte Verletzlichkeit.

Positive Umfeldreaktionen: Selbstbewusstsein und Selbstkontrolle wachsen.

Wie wirken sich Nichtförderung, Unter- oder Überforderungen auf hochbegabte Kinder aus?

Wenn Kinder sich als unverstanden, nicht angenommen erfahren, wenn ihre besonderen Gaben nicht wahrgenommen und gefördert werden, so entwickeln sie auffällige, ja sogar zwanghafte Verhaltensweisen. Aus Freude an Bewegung und Aktivitätsdrang werden dann z.B. Tics, zwanghaftes Reden, motorische Unruhe, Verlust der Impulskontrolle. Aus der Fähigkeit, sinnlich zu genießen, kann Sucht entstehen. Ihre Gefühlstiefe, ihr hohes Werteempfinden, die Beschäftigung mit Sinnfragen kann in Depression umschlagen.

Verhaltensmerkmale bei Nichtförderung [8]

- Träumerei, Verlust jeglichen Interesses, Apathie
- Verlust von Selbstvertrauen, negatives Selbstbild
- Anpassung, um nicht aufzufallen; absichtliches Fehlermachen
- Sich-unverstanden-Fühlen, kein Kontakt zu Gleichaltrigen, Isolation
- Unmut über Langeweile, Ungeduld, motorische Unruhe

- Verweigern von Mitarbeit, Klassenclown, schlechte Noten, Schulversager
- Streit zur geistigen Bestätigung, aggressives, impulsives Verhalten
- Angstzustände und Tics, psychosomatische Beschwerden wie Kopf-/Bauchschmerzen
- Außenseiter, Einzelgänger
- Suchtverhalten (Drogen, Alkohol), Essstörungen
- Depressionen, Selbstmordgefahr
- Kriminalität

Wie unterscheidet man Hochbegabung von ADS?[9]

ADS-Merkmale	Hochbegabungsmerkmale
In fast jeder Situation ist die Aufmerksamkeit nur schlecht aufrechtzuerhalten.	**In speziellen Situationen** zeigt sich Unaufmerksamkeit, Langeweile, Träumerei.
Verringerte Ausdauer zeigt sich **bei fast allen Aufgaben.**	Geringe Aufmerksamkeit/ Ausdauer manifestiert sich **bei Aufgaben, die unwichtig erscheinen.**
Regeln und Vorschriften können **generell nur schlecht befolgt** werden. Das Befolgen von Anweisungen, die das Verhalten in sozialen Zusammenhängen regulieren sollen, ist stark beeinträchtigt.	Regeln, Vorschriften, Anweisungen, Rituale und Traditionen werden hinterfragt. Sie werden **nur befolgt, wenn sie als logisch und sinnvoll befunden werden,** was zu Machtkämpfen mit Autoritätspersonen führen kann.
Sehr stark erhöhter Aktivitätsgrad und Ruhelosigkeit.	**Hoher Aktivitätsgrad,** geringes Schlafbedürfnis.

Wie die zuvor dargestellten Merkmale hochbegabter Kinder verdeutlichen, gibt es bei ungenauer Beobachtung eine Vielzahl von Verhaltensweisen, die ADS-Symptomen gleichen. Man muss sehr genau untersuchen, in vielen unterschiedlichen Situationen und Umgebungen, wobei die Umstände genau zu überprüfen sind, wann Kinder die problematischen Verhaltensweisen zeigen oder nicht.

Beobachtung im Kleinkindalter

Wann und wie zeigt sich eine »Hochbegabung«? Eine Hochbegabung zeigt sich nicht erst im Schulalter. Oft zeigen sich schon sehr früh die Auswirkungen des wachen Geistes eines Kindes – ohne richtig interpretiert zu werden. Das Verhalten lässt nicht immer auf Begabung schließen, im Gegenteil, manchmal bringt es Schwierigkeiten mit sich.

Erinnerung an die ersten Lebensjahre:
Aus dem Tagebuch eines Kleinkindes ...

Woran erinnern Sie sich, wenn Sie an die ersten Lebensjahre mit Ihrem Kind zurückdenken? Vielleicht geben die folgenden Beispiele Ihnen Anregungen.

- Natürlich entwickeln sich Kinder völlig unterschiedlich. Es kommt vor, dass ein **kleiner Perfektionist** erst spät zu sprechen beginnt, dann aber in ganzen Sätzen. Auch andere scheinbare Verzögerungen können uns verunsichern. Manchmal spielt Linkshändigkeit, die sich nicht störungsfrei entwickelt, hierbei eine Rolle.

- **Früher Augenkontakt, Wachheit, Körperspannung:** Der
  kleine Neugeborene sucht Ihren Blick, will ganz offensicht-
  lich Kontakt mit Ihnen aufnehmen. Er macht überhaupt
  einen hellwachen Eindruck. Ausruhen nach der Geburt – er
  braucht das nicht. Seine Körperspannung ist erstaunlich.
- **Geringes Schlafbedürfnis:** Die Welt ist so interessant,
  warum sollte man Wichtiges verpassen? Wer entscheidet
  denn, ich müsse viel schlafen?
- **Verlangen nach Anregung:** Wenn ich trocken und satt
  bin, dann gibt es nichts Schlimmeres als Langeweile. Eine
  weiße Zimmerdecke oder ein leerer Himmel über mir sind
  Folter. Ich brauche Input: Blätter, die sich bewegen, bunte
  Gegenstände, die über mir baumeln. Mal sehen, ob ich die
  erwischen kann.
- **Sinnliche Wahrnehmung, Geräuschempfindlichkeit,
  Gefühlsintensität:** Aber bitte, das muss jetzt nicht sein: So
  ein Radau, wissen die nicht, wie fein mein Gehör ist? Neu-
  lich im Park: die entsetzlich laut zwitschernden Schwal-
  benschwärme, die sich zum Zug in den Süden versammel-
  ten. Einfach unerträglich für meine zarten drei Monate!

  Schöne Dinge liebe ich über alle Maßen: Ich kann Mu-
  sikstücke so lange und so oft hören, bis ich jede Note kenne. Und mein unvergessliches erstes Weihnachten mit 15
  Monaten. Unter dem Weihnachtsbaum mit echten Honig-
  kerzen – wie die duften – fand ich meine Geschenke: einen
  kleinen Matchboxtraktor mit Anhänger, 20 bunte Holz-
  klötzchen als Hof aufgebaut, ein Vorlesebuch, einen Teddy-
  bären. Viel zu viel, viel zu schön. Ich war überwältigt, ich
  musste weinen. Ich konnte kaum fassen, dass das alles für
  mich sein sollte.

  Und dann gibt es die wirklich wichtigen Fragen. Mein
  kleiner Bruder saß mir heute gegenüber, als ich eine neue
  Konstruktion mit Legotechnik ausprobierte. Während er
  auf Tapete eine Geschichte malte, tippte er sich an die

Stirn – das gab einen schönen blauen Klecks – und fragte: Du hast das, ich hab das, warum brauchen wir das? Also ich bin jetzt gut vier Jahre, da kann ich ihm natürlich helfen. Wir haben unsere Stirn, weil wir so viel Gehirn dahinter haben. Dann fragt er mich, wie sieht der liebe Gott aus? Na, ich denke, er ist wie ein Kopf voll Licht.

■ **Früher Perfektionismus:** Ich weiß ja, dass meine Mutter sich über alles, was ich neu gelernt habe, sehr freut. Aber ich zeige es ihr erst, wenn ich es auch wirklich sehr gut kann. Sie soll sich da nur keine Sorgen machen. Mit drei Monaten habe ich sie beim Um-die-Ecke-Lauschen ertappt, gerade als ich mich im Greifen übte. Na gut, dann habe ich sie gerufen und es ihr vorgeführt. Sie war ganz aus dem Häuschen. Beim Gehen-Lernen habe ich sie dann besser überlistet: Das habe ich heimlich geübt, während sie im Wohnzimmer auf der Matratze ruhte – die Arme braucht ja so viel Schlaf! Mir reicht es, mich von neun Uhr abends bis zwei Uhr morgens auszuruhen. Tja, und dann, mit zwölf Monaten, bin ich ihr morgens, als sie aus der Küche kam, einfach entgegenmarschiert.

■ **Frühe motorische Entwicklung/Grobmotorik:** Hätte ich gewusst, dass mein jüngerer Bruder schon mit acht Monaten perfekt gehen konnte, hätte ich früher mit Üben angefangen. Aber er hatte mich ja zum Vorbild, das beschleunigt die Entwicklung. Ein bisschen übertrieben hat er allerdings: Mit vier Monaten ist er an seinem vier Meter langen Laufstallgitter entlanggegangen. Die Eltern hatten damit das Wohnzimmer aufgeteilt. Das Krabbeln hat er übersprungen. Das hat ihm später Probleme gemacht, sagt man, weil er damit eine Phase ausgelassen hat, die für die Hirnentwicklung wichtig sein soll. Ob ihm das sein LRS eingebracht hat? Und dann Fahrrad ohne Stützräder fahren mit 18 Monaten nach einer Stunde üben, Schwimmen ohne jede Hilfe kurz vor seinem zweiten Geburtstag beim

Urlaub an der Adria. Die Aufregung war groß: Meine Mutter hat ihre Brille vergessen, sieht so nur zehn Meter weit. Der Junior macht sich mit seinem Ball auf in Richtung Wasser, geht zielstrebig hinein, lässt den Ball los und schwimmt. Immer in Bewegung, der Knabe.

- **Eigenwillige, meist frühe Sprachentwicklung:** Wer sagt denn, dass mein erstes Wort »Mama« sein muss. Heute Nacht, jetzt bin ich fünf Monate, habe ich mal über die Sache mit dem Sprechen nachgedacht: Die ersten beiden Buchstaben meines Namens suchte ich mir aus: B und O, Bo. Das heißt jetzt »Ich« und »Nein«. Hübsch ökonomisch, nicht? Ich finde es wichtig, Nein sagen zu können und meinen Namen zu beherrschen, morgen kann ich dann »Mampa« für Mama und Papa einführen. Meine Eltern werden das schon verstehen. Ich glaube, die sind ganz pfiffig. Tja, und dann mit Speed in ganzen Sätzen sprechen.

- **Gedächtnisleistung, Merkfähigkeit für Details:** Meine Ma ist wirklich toll! Jeden Abend und immer dann, wenn sie zu müde zum Arbeiten oder Spielen ist, liest sie mir vor. Vor dem Einschlafen leider nur diese kurzen Geschichten, die auf eine Seite passen, da ist auch je ein kleines Bild drauf. Manchmal schummelt sie und kürzt die Story auch noch. Dann protestiere ich und sage ihr genau, was da wirklich steht. Ich finde, dass ich mit 18 Monaten ein Recht auf richtiges Vorlesen habe. Wie komisch die Nachbarskinder (fünf und sieben) gestern reagiert haben, als ich ihnen dann mit dem Buch in der Hand, immer die richtige Seite aufgeschlagen, einige meiner Lieblingsgeschichten vorgelesen habe. Und was ist nur dabei, dass meine Freundin Caroline mit ihren vier Jahren nach einem Jahr noch genau weiß, welche Farbe die Parkdecks in einem Münchner Parkhaus haben? Sie hat sich das damals gemerkt, weil ihre Ma sonst vergisst, wo sie den Wagen parkt. Auf Erwachsene muss man eben immer aufpassen.

■ **Handmotorik: Beobachtungslernen, Sehen und Umsetzen fast eins:** Mein neues Hobby, ich bin jetzt zwei, ist das Einschlagen von Nägeln in dicke Bretter. Auch kann ich Bretter zusammennageln. Tapp, tertapptaptapp, tapp! Drin ist der Nagel. Was für ein schöner Rhythmus. Mir muss keiner zeigen, wie man einen Hammer hält.

Überhaupt ist das Arbeiten mit den Vätern das Allerbeste. Auch von morgens bis abends Erde und Sand schaufeln und in meiner Schubkarre transportieren beim Sandkastenbau (2,5 Jahre) in unserer Kindertagesstätte ist einfach toll. Sollen die anderen Kinder ruhig mit den Kindergärtnerinnen spielen, damit die Damen sich nicht überflüssig vorkommen. Übrigens, meine Ma ist wirklich verständnisvoll. Ich darf ihr überall helfen, wo es richtig was zu tun gibt: beim Kochen, beim Putzen, im Garten. Pa muss ich von Fall zu Fall davon überzeugen, dass er mit meiner Hilfe früher fertig ist.

■ **Regeln, Folgen, Anpassung:** Und Ma wird auch nicht gleich hysterisch, wenn ich hoch in einen Baum klettere. Schließlich beherzige ich ja die Regel:»Klettere nur so hoch, dass du auch wieder allein herunterkommst.« Schwieriger ist es, meinen Eltern beizubringen, dass ich nur dann zeige, was ich kann, wenn ich das auch für wichtig und richtig halte. Bis gestern, ich bin jetzt vier, dachte ich: Meine Tischmanieren packe ich eben nur in feinen Restaurants aus. Jetzt haben Mampa mich überzeugt, dass es sinnvoll ist, auch zu Hause die Spielregeln des guten Benehmens einzuhalten. Wie haben sie das geschafft? Wir tauschten gestern beim Essen die Rollen. Wisst ihr, wie grauenhaft es ist, wenn der eigene Pa fast im Teller ausrutscht, das Messer wie eine Harpune hält, schmatzt und schlürft und mit vollem Mund spricht? Ma spielte Oma. Sie fragte, ab wie viel Gramm Ladung man nicht mehr verständlich sprechen kann. Ich war Pa und wollte, dass alle

ordentlich essen, auch mein Double. Der hat aber überhaupt nicht gehört. Der stellte sich taub, wie ich es tue,
wenn mir etwas nicht passt oder wenn einer mich anbrüllt.
Ich schätze, ich finde es gut, wenn jemand manierlich isst.
Einige Regeln haben, genau betrachtet, Sinn.

Aber fremden Menschen die Hand geben, ohne dass ich
weiß, ob sie sympathisch sind, ob ich einen Grund habe,
sie zu mögen und ihnen zu vertrauen, das tue ich nicht!

- **Angst vor Unbekanntem:** Ich fühle mich überfordert in
  überfüllten Großstädten, in Straßenschluchten, in Museen,
  die vor Menschen wimmeln. Bringt man mich in völlig un-
  bekannte Situationen und Umfelder, bekomme ich einfach
  Panik und Wut. Ich schreie mir die Seele aus dem Leib. Ich
  fühle mich, wie ein Nichtschwimmer sich fühlen muss,
  den man vom sicheren Schiff aus ohne Rettungsring ins
  Meer wirft. Was soll ich in einem fremden Land, in einem
  fremden Bett? Allein die Vorstellung verursacht mir Alb-
  träume. Urlaub heißt für mich Zelten in Meeresnähe. Das
  kenne ich seit meinem vierten Monat. Fein, wenn ich
  nachts aufwache, öffne ich leise das Schlafzelt, drehe eine
  Runde und spiele auf dem Spielplatz, dann komme ich wieder und ruhe mich aus bis zum Frühstück. Unterneh-
  mungslustig und neugierig bin ich sehr, aber ich will meinen Weg gehen, nach meiner Kraft.[10]

Das auffällige Kind – Kindergarten und Schule – der Wunsch nach Anpassung

»Jeder Mensch muss lernen, sich anzupassen.«

Eltern sind meist auf die öffentlichen Institutionen Kindergarten und Schule angewiesen. Verständlich ist ihre Angst, wenn
ihr Kind dort Anpassungsschwierigkeiten zeigt. Verlangt nicht
das Leben von uns allen, dass wir uns anpassen?

Was tun, wenn Erzieherinnen oder Lehrer klagen, Ihr Kind verhalte sich auffällig? Kann man mit Sanktionen erreichen, dass das Kind sich wohl verhält? Sicher wirkt dies im einen oder anderen Fall. Doch sollten Strafen mit dem Verhalten und der Situation in sinnvollem Zusammenhang stehen und nicht die Würde des Kindes antasten.

Das Wichtigste ist, herauszufinden, warum unser Kind sich in bestimmten Umfeldern und Situationen schwierig be-**Warum, wo** nimmt. Eine wahrscheinliche Ursache kann im **und in welchen** großen Abstand in der Entwicklung hochbegab-**Situationen** ter Kinder zu den altersgleichen Kindern und **verhält sich Ihr** der damit verbundenen Unterforderung liegen. **Kind »auffällig«?** Aufgrund der großen Gruppen und der Unkenntnis von Hochbegabung und dem begabungsgerechten Umgang mit Hochbegabten sind Erzieherinnen/Lehrer oft nicht in der Lage, pädagogisch angemessen individualisiert auf diese Kinder einzugehen.

Es geht hier nicht um Schuldzuweisungen, sondern um eine Sichtweise, die den Blickwinkel angstfrei auf alle am pädagogischen Prozess beteiligten Faktoren und Partner erweitert. Wenn wir als Eltern nur ängstlich darauf bedacht sind, unser Kind möge sich anpassen an Umstände, die ihm nicht gerecht werden, sollten wir bedenken: Die durch Nichtförderung verursachte Fehlentwicklung unseres Kindes wird uns nicht nur viel Zeit und Nerven kosten; sie bringt hohe Folgekosten für uns und die Gesellschaft. Und letztlich gehen der Gesellschaft wertvolle Ressourcen verloren.

Lernprozesse, auch im sozialen Lernen, verlangen eine wechselseitige Anpassung.

Dies setzt eine Pädagogik vom Kind her voraus, die den Lerntypus des Kindes, sein Lerntempo, seine Schwächen und Stärken berücksichtigt. Seit über 100 Jahren wird dies in reformpädagogischen Ansätzen erfolgreich verwirklicht. Letztlich gilt heute als Ziel, Menschen zu lebenslanger kooperativer

Selbstqualifikation zu befähigen. Lebenslanges Lernen ist notwendig, damit wir uns angesichts des rasanten soziotechno-ökonomischen Wandels auf immer neue Herausforderungen einstellen können. Dies gilt auch für Lehrer. Auch sie müssen mit gutem Vorbild vorangehen, Bereitschaft zeigen, sich immer wieder als Lernende zu erfahren und zu erkennen zu geben. Hierzu gehört auch die Einbettung von Lerninhalten in die Lernerlebenswirklichkeit.

Kurz: Eltern und Kinder haben ein Recht auf professionellen pädagogischen Umgang. Hier ist Umdenken auch von Seiten der Pädagogen zu fordern. Wertvolle konkrete Anregungen für Eltern und Pädagogen über den Umgang mit hochbegabten, auch schwierigen Kindern finden sich leicht zugänglich im Internet und in sehr gut verständlichen Fachbüchern.

Quellen

1 Vgl. Gerald Hüther/Helmut Bonney, Neues vom Zappelphilipp. ADS verstehen, vorbeugen und behandeln, Patmos Verlag, Düsseldorf 2002, S. 70.

2 Vgl. Gerald Hüther, Bedienungsanleitung für ein menschliches Gehirn, Vandenhoek & Ruprecht, Göttingen 2001, S. 18.

3 Vgl. Gerald Hüther/Helmut Bonney, Neues vom Zappelphilipp, a.a.O.

4 Vgl. Gerald Hüther, Der Traum vom stressfreien Leben. In: Neurobiologie der Angst. Stress. Spektrum der Wissenschaft. Dossier. Spektrum der Wissenschaft, Weinheim 1999, S. 6-11.

5 Siehe: http://www.hbf-ev.de/

6 Vgl. Ida Fleiß, Kasmierz Dabrowski's »Theorie« der Hochbegabung, 2001, S. 1-3. Vgl. Ida Fleiß, Hochbegabung und Hochbegabte. Mit Berichten Betroffener, Tectum Verlag, Marburg 2003, S. 27-29.

7 Vgl. James T. Webb, Hochbegabte Kinder – ihre Eltern, ihre Lehrer. Ein Ratgeber, Hans Huber Verlag, Bern 1998, S. 22 ff.

8 Siehe: Jutta Billhardt, http://www.hbf-ev.de/

9 Siehe: http://eigen-sinn.bei.t-online.de/merkmale.htm

10 Aus der Korrespondenz mit Jutta Billhardt: Entgegen der hier

verdeutlichten Angst vor Fremdem verweist Jutta Billhardt darauf, dass hochbegabte Kinder meist mit großer Freude auf Veränderungen und Neues reagieren: »Gerade das Neue wird als Herausforderung geliebt (allerdings nicht bei allen hochbegabten Kindern, es gibt auch ängstliche). Aber bei sehr vielen sind ausgetretene Pfade öde und langweilig [...]. Neue Gegenstände werden auf ›Umfunktionieren‹ untersucht, neue Menschen auf Originalität und Kreativität. In der Mehrheit benötigen hochbegabte Menschen nicht das ›Vertraute‹ zum Festhalten, sondern für sie ist Veränderung Harmonie. Das stößt dann in den Familien oft auf Unverständnis, ja hin bis zu Ängsten, dass dieses Kind ständig das Harmoniebedürfnis der Eltern stört. Das Kind ist einfach für viele Eltern ›anstrengend‹, da Veränderungen den meisten Menschen Angst machen und diese Kinder ohne Schwierigkeiten Veränderungen mit Spaß und Neugierde meistern. Auch diese Schiene könnte zu dem Ergebnis ADS führen, da die Kinder in den Augen vieler Erwachsener zu schnell zu anderen Ufern springen. Bevor die Erwachsenen das ›Neue‹ erfasst und erobert haben, haben die Kinder schon alle wesentlichen Inhalte erfasst und drängeln weiter.« Da es hierzu noch keine wissenschaftlichen Forschungsarbeiten gibt, kann man nur vermuten, wie dieser Mechanismus entsteht: »Unsere Kinder erobern das Umfeld schon sehr viel früher als andere Kinder im gleichen Alter. Damit tauchen natürlich auch sehr viel früher Gefahrenmomente auf, die von den Eltern auch verbalisiert werden. Unsere Kinder wären natürlich schon sehr gut in der Lage, die Gefahren einzuschätzen, werden jedoch durch die vielfältigen Beschreibungen der Erwachsenen so verwirrt, dass sie lieber etwas doch nicht machen. Sollten diese Mechanismen häufiger auftauchen, könnten die Kinder in ihrem Entdeckerdrang behindert und mutlos und ängstlich werden. Die verursachenden Mechanismen greifen lange, bevor Eltern wissen, dass sie ein hochbegabtes Kind haben.« Mögliche Ursachen könne man nur vermuten »(von Natur aus ängstliche Eltern, Schwierigkeiten beim ›Loslassen‹ des Kindes, Bestreben der Eltern auf Unentbehrlichkeit usw.)«.

Informationen: Adressen, Buchtipps, Linktipps

Kontakt zur Autorin

Hildegard Barthelmes
freie Autorin, Coach und Bildungsberaterin
Haus Grünewald 9
42653 Solingen (Gräfrath)
Tel.: 0212/3839-321
Fax: 0212/3839-310
E-Mail: hildegard.barthelmes@freenet.de
www.hildegard-barthelmes.de

Hildegard Barthelmes arbeitet als Coach und Bildungsberaterin mit hochbegabten Kindern, ihren Familien und Lehrern. Coaching bietet sie sowohl Berufsanfängern als auch Führungskräften an. Ihre Schwerpunkte: Kommunikation, Bildung und Erziehung. Ihre wissenschaftliche Beschäftigung mit den verschiedenen Positionen zu ADS, ihr Menschenbild und ihre Wahrnehmung von Kindern und Jugendlichen sind Basis für den hier vorgelegten Beitrag.

Im Lehramtsstudium waren ihr die Konzepte der Reformpädagogen wichtig. Ihre sinnvollen Methoden setzte sie bei ihrer Arbeit für Menschen und deren Weg ins Leben ein. Nachhaltige Pädagogik, innovative Bildungskonzepte, Hochbegabung, Philosophie, Hirnforschung und Supervision sind heute ihre Themen.

Eine Liste interessanter Internetadressen

Dies ist eine kleine Auswahlliste. Die Sammlung und die Seiten der Organisationen bieten weiterführende Links an.

www.hochbegabungs-links.de/
www.die-hochbegabung.de/
www.fb3.uni-osnabrueck.de/lehrende/solzbacher/lehre_
    sprechstd/ab-verh-bericht/hochbegabung.html
www.kjpberek.de/

Organisationen

www.bildung-und-begabung.de/verein/links/organisationen.htm
www.hbf-ev.de/
www.dghk.de/

Stiftungen
www.karg-stiftung.de/
www.stiftung-bildung.com/home.html

Kindergruppen in NRW
www.montessorikinderhaus-kremenholl.de/
www.kg-kleine-menschen.de/

Innovative Grundschulen
www.rolf-robischon.de/index.html
www.fsbl.de/
www.schulprojekt-hochbegabung.de/
www.herder-schule.de/start.html

Sommerakademie
www.eurotalent-skylight.de/index.html

ADS
www.medicine-worldwide.de/krankheiten/
  kinderkrankheiten/ads.html

Literatur zum Thema Hochbegabung

Jutta Billhardt, Hochbegabte: die verkannte Minderheit, Lexika Würzburg 1997.

Deutsche Gesellschaft für das hochbegabte Kind (Hrsg.), Im Labyrinth: Hochbegabte Kinder in Schule und Gesellschaft, LIT Verlag, Münster 2001.

John Egar/Erin Walcroft, Hilfe, ich hab einen Einstein in meiner Klasse! Verlag an der Ruhr, Mülheim an der Ruhr 2002.

Carina Ey-Ehlers, Hochbegabte Kinder in der Grundschule – eine Herausforderung für die pädagogische Arbeit unter besonderer Berücksichtigung von Identifikation und Förderung, ibidem, Stuttgart 2001.

Barbara Feger, Hochbegabung: die normalste Sache der Welt, Primus, Darmstadt 1998.

Ida Fleiß, Hochbegabung und Hochbegabte. Mit Berichten Betroffener, Tectum Verlag, Marburg 2003.

Howard Gardener, Abschied vom IQ. Die Rahementheorie der vielfachen Intelligenz, Klett-Cotta, Stuttgart 2001.

Daniel Goleman, Emotionale Intelligenz, Carl Hanser Verlag, München 1996.

Ludwig Harald/Christian Fischer/Reinhard Fischer (Hrsg.), Leistungserziehung und Montessori-Pädagogik. Chancen und Probleme der Leistungsförderung in einer kinderorientierten Pädagogik, LIT Verlag, Münster 2001.

Joelle Huser, Lichtblicke für helle Köpfe. Ein Wegweiser zur Erkennung und Förderung von hohen Fähigkeiten bei Kindern und Jugendlichen auf allen Schulstufen, Lehrmittelverlag des Kantons Zürich, Zürich 2000.

Gerald Hüther, Bedienungsanleitung für ein menschliches Gehirn, Vandenhoek & Ruprecht, Göttingen 2001.

Monika Jost, Extra Klasse? Hochbegabte in der Schule erkennen und begleiten, Universum, Wiesbaden 1999.

Erika Landau, Mut zur Begabung, Verlag Ernst Reinhardt, München 1999.

Alice Miller, Das Drama des begabten Kindes und die Suche nach dem wahren Selbst. Eine Um- und Fortschreibung, Suhrkamp Verlag, Frankfurt 1997.

Franz J. Mönks, Unser Kind ist hochbegabt: ein Leitfaden für Eltern und Lehrer, Verlag Ernst Reinhardt, München 1998.

Friedrich Oswald, Begabtenförderung in der Schule. Entwicklung einer begabtenfreundlichen Schule, Facultas Universitätsverlag, Wien 2002.

Susann Rainsborough, Nenn mich nicht dämlich. Betrachtungen zum Schulversagen, Books on demand, September 2002.

Joseph S. Renzulli/Sally M. Reis/Ulrike Stednitz, Das Schulische Enrichment Modell SEM. Begabtenförderung ohne Elitebildung, Sauerländer Verlag, Aarau 2001.

Joseph S. Renzulli/Sally M. Reis/Ulrike Stednitz, Begleitband zum Schulischen Enrichment Modell SEM. Trainingsaktivitäten. Vorlagen. Unterrichtsmaterialien, Sauerländer Verlag, Aarau 2001.

Connie Schmitz/Judy Galbraith/Howard Gardner, Managing the social and emotional needs of the gifted, Free Spirit Publishing Inc., Minneapolis 1987.

Sabine Schulte zu Berge, Hochbegabte Kinder in der Grundschule: Erkennen – Verstehen – Im Unterricht berücksichtigen, LIT Verlag, Münster 2001.

Kurt Singer, Die Würde des Schülers ist antastbar. Vom Alltag in unseren Schulen – und wie wir ihn verändern können, Rowohlt Verlag, Reinbek bei Hamburg 1999.

Reinhard Voß (Hrsg.), Die Schule neu erfinden. Systemisch-konstruktivistische Annäherung an Schule und Pädagogik, Luchterhand Verlag, Neuwied 1999.

James T. Webb, Hochbegabte Kinder – ihre Eltern, ihre Lehrer. Ein Ratgeber, Hans Huber Verlag, Bern 1998.

W. Wieczerkowski/Tania M. Prado (Hrsg.), Hochbegabte Mädchen, Bildung und Begabung e.V., Bonn 1990.

Susan Winebrenner, Teaching gifted kids in the regular classroom. Strategies and techniques every teacher can use to meet the academic needs of gifted and talented. Revised, expanded, updated edition, Free Spirit Publishing Inc., Minneapolis 2000 (1997).

KAPITEL 5

Was Eltern selbst tun können

ADS-Kinder brauchen Unterstützung – ihre Eltern auch

Hilfe suchen

Wenn Eltern ein Kind erwarten, träumen sie wohl nur selten von einem verträumten, umständlichen Träumerchen oder einem wilden »Hippie«. ADS-Kinder entsprechen eben oft nicht dem allgemeinen Bild eines »Traumkindes«. So sehr sie ihr Kind auch lieben: Dieselbe Mutter, die sich ohne zu zögern vor einen Laster werfen würde, um ihr Kind zu retten, wird es doch manchmal schwer haben, den täglichen Aufwand an Kraft, Geduld und Konsequenz aufzubringen, der in der Erziehung nötig ist. Und wenn dann von außen noch Unverständnis und Kritik kommen (»Wie geht die eigentlich mit ihrem Kind um?« »Ist das ein verzogenes Kind!«), ist es schwer, geduldig, klar und liebevoll zu bleiben. Dann kommt es auch bei Liebevollen vor, dass sie beginnen, sich für ihr Kind zu schämen – und das ist keine sehr gute Beziehungsgrundlage.

In manchen Fällen hat sich zwischen Eltern und Kind im Laufe der Jahre auch eine schwierige Beziehung entwickelt. So erleben einige Eltern, dass ihr Kind schon als Baby »anders« reagiert als andere. Manche ADS-Babys reagieren teilnahmslos auf ihre Eltern, andere sind schon als Baby hyperaktiv, weinen oder schreien laut

Eltern müssen für sich sorgen, wenn sie ihren Kindern wirklich gut begegnen wollen: Pflegen Sie Ihre Partnerschaft, pflegen Sie Kontakte, erholen Sie sich und tauschen Sie sich aus!

und viel, sind in ihrer körperlichen Entwicklung verzögert. Die motorische und emotionale Entwicklung wird oft als »irgendwie anders« erlebt, ohne dass die Eltern genau beschreiben können, was so anders ist.

Eine Mutter erzählte zum Beispiel, dass sie von Anfang an das Gefühl gehabt habe, ihr sehnlichst erwartetes Kind würde sie ablehnen. Sie reagierte verunsichert, fühlte sich gekränkt und gewann den irrationalen Eindruck, ihr Kind würde das »extra tun«. So schwankte sie zwischen dem übergroßen Wunsch, eine stabile Beziehung zu ihrer kleinen Tochter aufzubauen, und heimlichen Schuldgefühlen ihrem Kind gegenüber, weil sie merkte, wie übel sie sein Verhalten aufnahm.

Ein Vater berichtete: »Ich habe manchmal wirklich den Impuls gehabt, meinen Sohn am Kragen zu packen und zu schütteln – und meine Frau gleich mit! Es gab nichts mehr außer diesem raumnehmend kleinen Diktator in unserem Haus. Ich konnte ihm sagen, was ich wollte: Er hörte nicht zu. Gleich, welche Strafe er auch bekam: Er lernte nicht daraus. Und meine Frau schien bei ihm nur den Weg des geringsten Widerstandes zu gehen: Sie ging auf all seine Launen ein, schützte und verteidigte ihn ständig – war aber manchmal selbst so fertig, dass sie dasaß und bitterlich weinte. Bei Freunden und Nachbarn hieß es auch schon: ›Malte macht alles kaputt, Malte hat keine Erziehung, Malte stört immer ...‹ Als unser Sohn dann das erste Mal einen der Nachbarjungen ernsthaft verletzte (er schlug ihm mit einem Hammer auf die Nase und der Junge erlitt einen Nasenbeinbruch) und einige Eltern ihren Kindern verboten, mit ihm zu spielen, wäre ich am liebsten im Boden versunken. Meine Frau und ich hatten einen furchtbaren Streit, weil ich ihm Hausarrest verpasste und meine Frau ihn laufen ließ, weil er so einen Aufstand machte. Ich hatte das Gefühl, der Vater eines Monsters zu sein – obwohl ich ihn natürlich auch lieb hatte, nahm ich ihm seine Art ganz schön übel und machte meine Frau verantwortlich. An dieser Situation wären wir als Familie fast zerbrochen.«

Ein dritter Bericht zeigt eine weitere Facette gestörter Beziehungen zwischen Eltern und Kind:»Ich bin Vater eines hypoaktiven Kindes. Wir merkten sehr schnell, dass unser Sohn anders reagierte als andere: langsam, verzögert, verträumt ... Es dauerte unglaublich lange, bis er endlich gelernt hatte, sich allein anzuziehen, und dann brauchte er immer noch manchmal Stunden, bis er angezogen war. Immer wieder musste man ihn ermahnen, anstoßen, richtig aufwecken. Es kam schon im Kindergarten immer wieder zu unschönen Zwischenfällen – irgendwann galt er als ›etwas dumm‹. Das sagten auch die anderen Kinder: ›Lass den, der ist doch dumm!‹ Oft saß er immer noch mit offenen Schuhbändern im Flur, wenn die anderen Kinder vom Spielen draußen schon wieder hereinkamen. Jan litt selbst unter diesen ›Unfällen‹. Sehr oft hörte ich ihn sagen: ›Ich wollte das nicht! Ich weiß nicht, wie das passiert ist!‹ Jan machte Dinge kaputt, ließ sie fallen, verlor sie, vergaß sie, wurde nie fertig ... Die Erzieherinnen und auch wir wurden irgendwann sauer. Er wurde auch für die anderen Kinder zum personifizierten Sündenbock. Immer wieder hörte ich: ›Jan hat seine Sachen nicht weggeräumt! Jan hat das da liegen lassen! Jan ist wieder nicht fertig!‹ Er tat mir unendlich Leid – ich hätte ihn am liebsten gegen die ganze Welt beschützt, aber ich konnte es nicht. Ich hatte Angst, dass er dem Leben nicht gewachsen sein könnte. Und mit meiner Masche, ihn möglichst aus allem rauszuhalten und ihn immer zu entschuldigen, wurde er immer unselbstständiger und unsicherer. Heute glaube ich, unbewusst habe ich ihm ständig die Botschaft vermittelt: ›Du schaffst es nicht, du bist nicht gut genug!‹«

Wird bei einem Kind ADS vermutet oder diagnostiziert, fühlen Eltern sich oft hin und her gerissen.

Sie erleben **Erleichterung** (»Es gibt eine Erklärung!«; »Es ist nicht nur das Versagen unserer Erziehung!«), **Scham und**

Kummer (»Mein Kind ist krank!«) und **Hoffnung** (»Jetzt wird es besser!«; »Medikamente können helfen!«).

Die Diagnose ist aber erst der Anfang: Der Weg bis hin zu Erfolgen im Alltagsleben ist oft weit und von Rückschlägen begleitet. Dafür brauchen alle Eltern, Kinder und Erzieher Kraft und einen langen Atem. Denn es ist für die Erwachsenen meist notwendig, gewohnte Denk- und Verhaltensweisen zu verändern, um den Kindern eine stabile Entwicklungsbasis zu geben – und das ist nicht so leicht, wie es sich anhört.

Deshalb ist es nicht nur legitim, sondern unumgänglich, dass Eltern sich nicht nur mit ihrem Kind, sondern auch mit sich selbst und dem Partner beschäftigen. Um angemessen reagieren zu können, brauche ich selbst genug Kraft. Und als Einzelkämpfer steht man auf ziemlich verlorenem Posten. Eltern sind nicht nur Eltern. Sie haben ihre eigene Identität und sie leben in einer Paarbeziehung. Eine gesunde Persönlichkeit und eine gute Paarbeziehung brauchen Freiräume und müssen gut gepflegt werden!

Um eine gute Entwicklungsbasis für ein ADS-Kind zu schaffen, ist es fast unumgänglich, sich als Teamarbeiter zu verstehen: Die Eltern müssen ein Team werden, ohne sich nur noch um die Erziehung des Kindes zu drehen. Ausgeglichene und zufriedene Eltern sind einfach die besseren Erziehungspersonen!

Gönnen Sie sich Unterstützung und Austausch!

Es kann sehr entlastend sein, sich in einer Elterninitiative mit anderen Menschen auszutauschen, die auf ähnliche Erfahrungen zurückblicken können. Und es ist sehr hilfreich, sich dort professionelle Unterstützung zu besorgen, wo es nötig ist.

In Deutschland gibt es inzwischen eine ganze Reihe von Organisationen, Selbsthilfegruppen und Institutionen, die Hilfe, Austausch oder auch ein Elterntraining anbieten.

Was ist Elterntraining?

Elterntrainings sind Kurse für Eltern, die bewusster erziehen wollen. Wer an einem Elterntraining teilnimmt, zeigt damit, wie wichtig ihm eine gute Beziehung zum eigenen Kind ist. Elterntrainings werden auch »Elternkurse«, »Elternseminare« oder »Elternschulung« genannt. Dabei handelt es sich um Erziehungsberatung in einer Gruppe mit anderen interessierten Eltern zu einem bestimmten Thema, etwa »gewaltfreie Erziehung«, »christliche Erziehung« oder »ADS/ADHS«. Ein solcher Elternkurs ist Vortrag, Gruppendiskussion und praktische Übung zugleich. Angebote dazu finden Sie zum Beispiel in vielen Volkshochschulen und Familienbildungsstätten. Allgemeine Elterntrainings sind oft eine gute Grundlage, das eigene Erziehungsverhalten zu überprüfen. Bei Eltern von ADS-Betroffenen kann hier manchmal auch neuer Frust entstehen, weil ihre besondere Situation in den Kursen oft nicht vorkommt.

ADS-Elterntraining

In einem ADS-Elterntraining erfahren Eltern mehr über das Aufmerksamkeits-Defizit-Syndrom mit und ohne Hyperaktivität und die damit verbundenen Besonderheiten betroffener Kinder. So können Eltern das oft schwierige Verhalten ihrer Kinder aus einem anderen Blickwinkel sehen. Diese neue Sichtweise führt zu einer veränderten Haltung gegenüber dem Kind. Das Kind spürt diese Veränderung und reagiert seinerseits positiv. Grenzen setzen, richtig kommunizieren und die Stärken der Kinder durch Ermutigung fördern sind weitere Meilensteine auf dem Weg zu einem harmonischeren Familienleben. Die Schulung der engsten Bezugspersonen des Kindes gilt als wichtiger Baustein innerhalb der Therapie des Aufmerksamkeits-Defizit-Syndroms.

Typischer Ablauf eines Elterntrainings

- Vorstellungsrunde
- Meckerrunde
- Probleme der Kinder
- Probleme der Erwachsenen
- Positivrunde
- Erklärung der Hintergründe
- Einstellungsänderung
- Was hilft nicht?
- Rollenspiele
- Verhaltensmanagement
- Hilfe für den selbst betroffenen Elternteil
- Altersspezifische Interventionen zu Hause,
  je nach Problemlage

Elterntrainings werden inzwischen schon von vielen Psychologen, Beratungsstellen, Therapeuten und Pädagogen angeboten. Am besten können Sie sich über die Angebote in Ihrer Umgebung über das Internet informieren:

Geben Sie in einer Suchmaschine die Stichworte: »ADS-Elterntraining« und Ihren Wohnort oder die nächste größere Stadt ein. In sehr vielen Fällen werden Sie fündig. Einige Adressen, über die Sie Informationen bekommen können, finden Sie aber auch hier in unserem Buch (wobei wir keinen Anspruch auf Vollständigkeit erheben).

Vorlagen aus dem OptiMind-Elterntraining zum Herunterladen (z. B. Punkteplan, Stressprofil, Stresskiller) aus dem Internet:
www.opti-mind.de/themen/info

Wir empfehlen für »Einsteiger« ins Thema besonders zwei Internetangebote:

www.psychologie-online.ch/add

Ein hervorragendes Informationsangebot zu ADS bei Kindern und Erwachsenen bietet diese Website von Schweizer Psychologen. Auf hohem Niveau, ohne unverständlich zu sein, werden alle Aspekte der Störung dargestellt. Kaum ein Thema, das hier nicht zu finden wäre, und sehr viele weiterführende Linktipps sowie Hinweise auf erfahrene Ärzte, Trainer und Therapeuten.

www.ads-web.de/

(mit der unserer Meinung nach größten Linksammlung zum Thema im Web)

Informationen: Adressen, Buchtipps, Linktipps

Elterninitiativen

ADS e.V.

Elterninitiative zur Förderung von Kindern mit Aufmerksamkeits-Defizit-Syndrom (ADS) mit/ohne Hyperaktivität

Postfach 1165

73055 Ebersbach

www.s-line.de/homepages/ads

Die Elterninitiative zur Förderung von Kindern mit Aufmerksamkeits-Defizit-Syndrom (ADS) mit/ohne Hyperaktivität unterhält Gesprächskreise für betroffene Eltern. Die Homepage bietet Aktuelles aus der Wissenschaft, Pressespiegel, Links, Adressen und Literatur.

adhs-celle.bei.t-online.de/

ADHS Elterninitiative »Amadeus« in Celle:

Aufmerksamkeitsstörung, Hyperaktivität bei Jugendlichen und Erwachsenen. Regelmäßige Gesprächsstunden und Hilfen in Celle.

Link für Eltern von »Schreibabys«

(bei Interesse finden Sie hier auch eine weiterführende Linkliste)

www.trostreich.de/Service/Links/links.html

www.juvemus.de/
Juvemus e.V.
Regional arbeitender Verein im Raum Koblenz/Rheinland-Pfalz –
Hilfe zur Selbsthilfe bei Schulproblemen, Erziehungsschwierigkei-
ten, Fragen zu Therapiemöglichkeiten, Ernährungsumstellung etc.
im Zusammenhang mit ADHD.

Verein zur Förderung von Kindern & Jugendlichen mit
Teilleistungsschwächen (MCD/HKS) e.V.
Unterer Höhenweg
88697 Bermatingen
Tel.: 07544/3671

Elterninitiative zur Förderung der Kinder mit HKS
(Hyperkinetisches Syndrom) e.V.
Alleestraße 8
42781 Haan

Verein zur Förderung der Integrativen Erziehung
und Bildung e.V.
Stolzestraße 16
30171 Hannover
Tel./Fax: 0511/815592

Sterntaler – Aktionskreis zur Förderung intelligenter Kinder
und Jugendlicher mit sensomotorischen Störungen e.V.
Abenberger Straße 12
90451 Nürnberg
Tel.: 0911/6427486
Fax: 0911/6491607

Störenfried – Verein zur Förderung der Kinder mit
Teilleistungsstörungen e.V.
Waldstraße 1
14478 Potsdam
Tel.: 0331/862795

Auch du hast Stärken e.V.
Verein zur Förderung der Gesundheit von Kindern
und Jugendlichen
MOTTO: Pädagogik und Therapie als Vergnügen
ADHS-e.V.
Schwabacher Straße 34
90537 Feucht
www.adhs-ev.de/

www.bv-ah.de
Bundesverband Aufmerksamkeitsstörung/Hyperaktivität e.V.,
Forchheim

www.elpos.ch/
ELPOS Schweiz:
Dachverband der Regionalen ELPOS Vereine in der Schweiz. Die
Vereine vertreten als Zusammenschlüsse von Eltern die Rechte und
Interessen der Kinder mit psychoorganischen Funktionsstörungen.
Hier findet man Kontakte, Informationen und weiterführende Lite-
ratur.

www.ads-hyperaktivitaet.de
Elterngruppe ADS/H, Frankfurt:
Informationen zu Aufmerksamkeitsstörungen/Hyperaktivität bei
Kindern, Jugendlichen und Erwachsenen. Infos für Elternhaus,
Schule und Erziehungsberatung, Selbsthilfeforum, Buch eines hyper-
aktiven Jugendlichen.

www.hyperaktiv.de /hyperaktiv.de
Informationen zu den Themen Hyperaktivität, Aufmerksamkeitsstörung und anderen, mit ADHS verbundenen Symptomen.

www.hypies.com/
Hypies Aktuell – Schwarze Bretter, Archiv, Buchempfehlungen.

eigen-sinn.bei.t-online.de/
Thema ADS und Hochbegabung.

Beratungsstellen und Infoservice

Bundesverband Aufmerksamkeitsstörung
mit und ohne Hyperaktivität e.V.
Ansprechperson: Gertraude Fydrich
Bürozeiten: Mo., Di.: 9.00–12.00 Uhr, 13.00–15.00 Uhr
sowie Do., Fr.: 9.00–12.00 Uhr
D-91291 Forchheim
Postfach 60
Tel.: 09191/704260
Fax: 09191/34874
info@bv-ah.de
www.bv-ah.de

Bundesverband Arbeitskreis Überaktives Kind e.V.
Ansprechperson: Frau Barbara Högl (1. Vorsitzende)
Geschäftszeiten: Di., Do., jeweils 10.00–12.00 Uhr
Postfach 410724
D-12117 Berlin
Tel.: 030/85605902
Fax: 030/85605970
BV.AUEK@t-online.de
www.bv-auek.de

Arbeitskreis ADS Südpfalz e.V.
Ansprechperson: Dietmar Kiefer
Neufeldstraße 25
D-76761 Rülzheim
Tel.: 07272/92960
Fax: 07272/929611
info@delikato.de

Infohotline – Arbeitskreis ADS Südpfalz e.V.
Ansprechperson: Sabine Aprill
Tel.: 06340/5730
SabineAprill@web.de

Buchtipps

Elisabeth Aust-Claus/Petra-Marina Hammer, Das A.D.S-Buch. Neue Konzentrationshilfen für Zappelphilippe und Träumer, Oberste-Brink-Verlag, Ratingen 2003.

Elisabeth Aust-Claus/Petra-Marina Hammer, ADS. Eltern als Coach. Aufmerksamkeits-Defizit-Syndrom. Ein praktisches Workbook für Eltern mit Tipps und Materialien. Das OptiMind-Konzept, Opti-Mind media Verlag, Wiebaden.
Ein praktisches Anwendungsbuch für die Erziehung und Begleitung eines ADS-Kindes zu Hause und in der Schule. Aus dem OptiMind-ADS-Elterntraining mit Kopiervorlagen für Punkteplan, Wochenplaner usw.

Elisabeth Aust-Claus/Petra-Marina Hammer, ADS. Eltern als Coach, OptiMind media Verlag, Wiesbaden.
Das OptiMind-ADS-Elterntraining auf DVD, Videobeispiele, Interviews und strukturierte Information zu ADS.

Russell A. Barkley, Das große ADHS-Handbuch für Eltern, Hans Huber Verlag, Bern 2002.

Felix Dietz, Wenn ich doch nur aufmerksam sein könnte. Ein hyperaktiver Jugendlicher berichtet. Zu bestellen bei: Elternselbsthilfe ADS/Hyperaktivität Frankfurt/M., Tel.: 069/540822, Fax: 069/791212732, info@ads-hyperaktivitaet.de

Dr. Jo-Jacqueline Eckardt, Das ADS-Elterntraining, Urania-Verlag, Stuttgart 2002.

Prof. Christine Ettrich/Monika Murphy-Witt, ADS – so fördern Sie Ihr Kind, Gräfe und Unzer Verlag, München 2003.
Empfohlen vom Bundesverband Arbeitskreis Überaktives Kind e.V., Elterntraining mit 10-Punkte-Programm.

Cordula Neuhaus, Das hyperaktive Kind und seine Probleme, Urania, Stuttgart 2002.

Cordula Neuhaus: Hyperaktive Jugendliche und ihre Probleme. Erwachsen werden mit ADS. Was Eltern tun können, Urania, Stuttgart 2000.

Links zum Thema ADS-Elterntraining

www.ads-hyperaktivitaet.de
Elternselbsthilfegruppe Frankfurt:
Bietet auch einen »Suchdienst« für Ärzte, Therapeuten und Eltern-
gruppen bzw. -gesprächskreise nach Postleitzahlen geordnet.

www.opti-mind.de
Bieten ein Trainingsprogramm für Eltern an.

www.jaegerburg.de
Geniales Konzept: Elterntraining, therapeutische Freizeiten, Grup-
penarbeit ...

www.ads-kurse.de
Elterntrainings und Ausbildungen in Berlin.

www.triplep.de
Triple P (Positive Parenting Program, nicht nur für ADS) ist ein
hauptsächlich präventives Programm zur Unterstützung von Familien und Eltern bei der Kindererziehung. Es besteht aus gestuften
Interventionen auf fünf Ebenen, die von ausschließlicher Information und Selbstanleitungsprogrammen über Gruppentrainings für
Eltern bis zu intensiver Familientherapie reichen.

www.iflw.de/
Das Institut bietet neben einer Ausbildung zum Elterntrainer
ADS/ADHS auch eine Linkliste mit lizensierten Trainern.

KAPITEL 6

Ermutigen und anerkennen

Als Erstes muss man die richtige Einstellung gewinnen.

ADS-Kinder sind keine »armen, kranken Wesen«. Wenn Sie Ihrem Kind überwiegend mit Mitleid und Schonung begegnen, ist das unangebracht und pädagogisch bedenklich. Eine solche Einstellung kann eine fatale Botschaft vermitteln: »Ich bin so daneben, dass ich anscheinend gar nichts auf die Reihe bringe, und meine Eltern trauen mir nichts zu.« Genauso kann das Kind aber auch die schädliche Erfahrung machen, dass es für sein Handeln nicht verantwortlich ist und es sich deshalb auch nicht um Änderungen bemühen muss.

ADS-Kinder brauchen kein Mitleid, sondern Verständnis ihrer Situation. Sie haben trotz normaler, guter oder sogar außergewöhnlicher Intelligenz Funktionsschwächen, z. B. im Hinblick auf die Aufmerksamkeitsleistung oder die Kontrolle ihrer Bewegungs- und Handlungsimpulse. Aber sie haben auch eine Menge Begabungen und Fähigkeiten, die sie nutzen können und müssen.

ADS-Kinder, deren ADS noch nicht erkannt worden ist, sind furchtbar allein. Niemand versteht sie, weil jeder ihr Verhalten falsch deutet und sich entsprechend falsch verhält. So haben ADS-Kinder früher oder später das Gefühl, die ganze Welt sei gegen sie.

Neben dem Wunsch, ihr Kind zu beschützen und vor negativen Erfahrungen zu bewahren, haben aber viele Eltern und Bezugspersonen

Falsche Schonung ist Missachtung! ADS-Kinder brauchen kein Mitleid, aber Kenntnis ihrer Situation, ihrer Art zu denken, zu handeln und Probleme zu lösen.

von ADS-Kindern auch mit Wut und Verzweiflung zu kämpfen. Es nervt, wenn mein Kind einen Wutanfall nach dem nächsten produziert, endlos trödelt, anscheinend nie zuhört, in der Schule versagt, ungehemmt aggressiv reagiert, ständig Unfälle hat und, und, und.

In einem sind ADS-betroffene Kinder wie alle anderen: Sie wollen ihre Umwelt natürlich manchmal ärgern. Aber meist verhält sich Ihr Kind ebenso wenig absichtlich und vorsätzlich oppositionell, laut und aggressiv und will Sie genauso wenig oder viel ärgern wie andere Kinder auch.

ADS-betroffene Kinder haben eine andere Art, Informationen aufzunehmen, zu sortieren, zu verarbeiten und abzuspeichern – und deshalb reagieren sie bei bestimmten Anforderungen so anders.

Je früher man erkennt, dass diese Kinder anders funktionieren, umso besser kann man lernen, damit umzugehen. Aus diesem Grund gibt es nur einen Ausweg: ADS-Kinder brauchen ein klares Gegenüber:

- ein Gegenüber, das über ADS Bescheid weiß
- ein Gegenüber, das an das ADS-Kind glaubt und ihm hilft, mit dem Chaos in seinem Kopf klarzukommen
- ein Gegenüber, das die individuellen Stärken des ADS-Kindes erkennt und sie fördert

Die Sicht, die Sie von Ihrem Kind haben, ist entscheidend: Wie denken Sie von Ihrem »Minischatz«?

Im besten Fall bilden die Erwachsenen in seiner Umgebung ein Team. Zu diesem Team gehören alle wichtigen Bezugspersonen des ADS-Kindes: die Eltern, die Erzieher/innen, die Lehrer/innen, die Kinderärzte, die Geschwister und alle weiteren Familienmitglieder, die ständig mit dem ADS-Kind zusammen sind.

Authentischen Stolz entwickeln

Eltern brauchen authentischen Stolz, um ihren Kindern eine gute Selbstachtung mitgeben zu können.

Authentischen Stolz könnte man wie folgt beschreiben:

- Ich weiß, wer ich bin.
- Ich kenne meinen Wert.
- Ich weiß, was ich kann (und was nicht).
- Ich habe konkrete Ziele, die ich erreichen will.
- Ich übernehme den Teil an Verantwortung für meine Ziele, der meiner ist.
- Ich kann mich über Erfolg freuen und Misserfolge wegstecken.

In unserem Kopf finden interessante Gespräche statt. Monologe, Dialoge, Diskussionen und Streitgespräche – all das schaffen wir ganz ohne Beteiligung von außen.
Wir haben einen Fehler begangen. Gleich treten die ersten Akteure unseres inneren Theaters vor und beginnen mit ihrem Text: »Siehst du wohl ...«
Andere Stimmen in uns werden laut. Bestätigen oder widerlegen die erste. Und so kann man sich manche Stunde (und manchmal ganze schlaflose Nächte lang) hervorragend selbst unterhalten.

- Welche »Rollen« gibt es in Ihrem »inneren Theater«?
- Wie denken Sie über Ihr Kind und sich?
- »Er ist dem Leben nicht gewachsen!«, »Ich muss sie beschützen!«, »Ich muss mich doch irgendwie durchsetzen, aber ich schaffe es sowieso nicht!« ...
  Welche dieser inneren Stimmen tragen zur Lösung von Problemen bei? Wie?

- Welche machen eher Probleme? Wie?
- Was sagen Ihre inneren Monologe über Ihre Einstellung zu sich und Ihrem Kind aus?
- Wie wirken sich diese Aussagen in Ihrem Leben und Ihrer Erziehungshaltung aus?
- Wie beurteilen Sie diese Auswirkungen?
- Welche Menschen waren an der Entstehung dieser Aussagen beteiligt? Was fällt Ihnen spontan zu diesen Menschen ein?

Aust-Klaus und Hammer haben in ihrem sehr hilfreichen ADS-Buch (»Das ADS-Buch, S. 198, ObersteBrink-Verlag) ein interessantes Bild geprägt: Sie sprechen davon, dass das Selbstwert-Konto eines Menschen nicht ins Minus fallen darf. Damit das nicht geschieht, müssen »Einzahlungen« vorgenommen werden: ein anerkennendes Wort, eine liebevolle Berührung, ein Lächeln, ein Lob ...

Kontoausgleich für das »Selbstwert-Konto«: mehr positive als negative Reaktionen. Wie wär´s mit einem Verhältnis von 1 zu 3?

Sie stellen fest, dass – laut wissenschaftlicher Untersuchungen – ein ADS-Kind bis zu 200-mal pro Tag kritisiert wird und gleichzeitig nicht ein einziges Lob bekommt. Das ist so, als würde man auf einer Bank täglich Geld abheben, aber nichts einzahlen – irgendwann ist man »blank«.

Das gilt für die Kinder – für die Eltern aber auch.

- Welche »Einzahlungen« machen Sie mit Ihren Gedanken auf Ihr eigenes »Selbstwert-Konto«?
- Führen Sie einen Tag lang eine Strichliste: Wie viel positive Reaktionen bekommt Ihr Kind von Ihnen, wie viel negative? Wie beurteilen Sie Ihre »Kontoführung« auf diesem Gebiet?
- Welche Sätze möchten Sie gern mehr »pflegen«, welche möchten Sie langfristig »verlernen«?

■ Welche Reaktionen möchten Sie bei sich selbst pflegen, welche verlernen?

■ Was würde sich dadurch in Ihrem Leben und Ihrer Familie ändern?

Vielleicht merken Sie jetzt, dass in Ihnen gute Wahrheiten gewachsen sind: dass Sie sich und Ihr Kind akzeptieren können, wie sie sind, und dass Sie sich innerlich nicht verklagen. Freuen Sie sich, Sie tragen ein großes Geschenk in sich!

Vielleicht ist Ihnen auch klar geworden, dass in Ihrem Inneren einiges durcheinander geraten ist. Unser Bild von uns selbst kann ebenso verzerrt sein wie unser Bild unserer Kinder. Und auch, wenn unser Kopf weiß, dass unser Kind liebenswert ist und wir unser Bestes geben, muss unser Gefühl das noch lange nicht glauben.

Versuchen Sie doch einmal etwas Verrücktes.
Schreiben Sie einen Brief an Ihr Kind.
Er ist nicht dafür bestimmt, von Ihrem Kind wirklich
gelesen zu werden.
Er dient nur dazu, Ihr eigenes Inneres zu klären.

Schreiben Sie einen Brief, in dem Sie Ihrem Kind erzählen, wie Sie sich fühlen, was Sie ganz tief innen von ihm halten. Wie Ihre Liebe und vielleicht Ihre Furcht aussehen, was Sie bisher über Ihr Kind und sich gelernt haben, welche falschen und welche wunderbaren Wahrheiten in Ihnen leben ...

Schreiben Sie einfach los, ohne Anspruch auf Richtigkeiten oder gutes Benehmen, nur in dem Bestreben, aufzuschreiben, was Sie bewegt.

Vielleicht merken Sie, dass Sie Ihrem Kind innerlich vieles vorhalten. Dann wäre es daran, ihm zu verzeihen. Oder klagen Sie sich eher selbst an? Dann sollten Sie lernen, sich selbst zu verzeihen.

Vielleicht entdecken Sie aber auch nur neu die tiefe Bindung und Liebe, die Sie mit Ihrem Kind verbindet.

Mir persönlich wäre in einem solchen Brief wichtig, Gott als unseren Schöpfer mit einzubeziehen. Ich bin davon überzeugt, dass unser Schöpfer nur »Kunsthandwerk« erschaffen hat. Es gibt keine »minderwertige Ware« – jeder Mensch hat seine ganz unverwechselbare Art, seinen einzigartigen Wert. Das Wunderbare an einem Menschen ist nicht immer für alle sofort ersichtlich, aber jeder Mensch ist ein Geschenk Gottes an die Welt.

Wenn Sie das nachvollziehen können, sagen Sie doch einmal »Danke« – danken Sie dem Schöpfer für Ihr Kind.

Und dann reden Sie mit Gott noch einmal über das, was Sie aufgeschrieben haben (er kennt Ihren Brief ja schon, bevor Sie ihn geschrieben haben), und öffnen Sie sich ganz bewusst für seine Antwort an Sie.

Spielen Sie Memory. Erinnern Sie sich so oft wie möglich an Ihren Wunsch, die Begabungen und positiven Eigenschaften Ihres Kindes besser kennen zu lernen. Verteilen Sie an strategisch günstigen Stellen wie Portemonnaie, Badezimmerspiegel, Ausgangstür, Telefon und Schreibtischschublade kleine Aufkleber oder Kärtchen mit Geheimbotschaften. Nur Sie wissen, dass der rote Punkt oder die Karte mit dem gemütlichen Bären bedeuten: **Ich achte heute besonders darauf, was funktioniert!**

Achten Sie darauf, was funktioniert! Das Gute ist für uns meist selbstverständlich, deshalb bemerken wir es oft kaum. Lernen Sie deshalb erst einmal, wahrzunehmen, was gut läuft. Vielleicht, indem Sie anfangen, sich am Abend Notizen zu machen, etwa so:

- Heute hatten wir eine wunderschöne Kuschelstunde: Danach waren wir beide entspannt und glücklich.
- Er hat sich entschuldigt, nachdem er ausgeflippt ist.
- Er malt die weltbesten Dinos!

Übrigens: Auch Sie selbst lernen am besten, wenn Sie damit beginnen, darauf zu achten, was Sie alles richtig machen.

Lernen Sie aus dem, was klappt: Das ist das Beste, was Sie tun können.

Wie das aussehen könnte? Wie wäre es zum Beispiel, wenn Sie ebenfalls einige Zeit lang eine »Positiv-Liste« führen würden, vielleicht so:

- Als beim Frühstück der Milchbecher umfiel, bin ich ganz ruhig geblieben und die Situation blieb entspannt. T. hat ohne Probleme die Milch wieder aufgewischt.
- Ich habe heute Nachmittag ruhig und deutlich erklärt, was T. machen soll – und es hat geklappt!

...

Die Gedanken in einem alten Gebet können Ihnen vielleicht helfen, Klarheit darüber zu gewinnen:

Herr,
gib mir den Mut, zu verändern,
was zu verändern ist,
die Kraft, zu akzeptieren,
was ich nicht verändern kann,
und die Weisheit,
eines vom anderen zu unterscheiden.

Wie könnte das in Ihrer konkreten Lebenssituation aussehen? Neigen Sie eher dazu, zu schnell aufzugeben, reiben Sie sich an Problemen auf, die Sie nicht beeinflussen können, oder haben Sie die Gabe der Unterscheidung?

Den eigenen Wert und die eigenen Ziele entdecken

Einmal im Jahr findet in irgendeinem Freizeitpark in Deutschland eine Pfahlsitzmeisterschaft statt. Eine Gruppe von Menschen sitzt mehrere Tage bis Wochen auf irgendwelchen Pfählen, die sie nur verlassen dürfen, um auf die Toilette zu gehen. Würden Sie einen Wettkampf mitmachen wollen, für den Sie trainieren müssten, möglichst lange auf einem Pfahl zu hocken? Wahrscheinlich nicht, Ihre Sitzfestigkeit auf diesem Gebiet wäre wohl nicht das, worauf Sie besonders stolz sind. Dass das albern wäre, ist uns klar. Auf anderen Gebieten lassen wir uns aber immer wieder dazu hinreißen, um Dinge zu wetteifern, die wir eigentlich gar nicht wirklich wollen.

Bin ich wirklich auf der Welt, um meinen Nachbarn zu beweisen, dass meine Kinder ordentliche Kinder sind? Um irgendjemandem zu beweisen, dass ich etwas genauso gut kann wie er?

Behalten Sie die Prioritäten im Auge: Entwickeln Sie eine Rangfolge von Zielen, die erreicht werden sollen. Sie sollten für das Sozialverhalten des Kindes von Bedeutung sein. Entscheiden Sie, welcher Kampf lohnt und welcher nicht!

Lassen Sie sich in Ihrem Leben und in der Erziehung Ihrer Kinder von eigenen Zielen leiten. Es hat wenig Sinn, an einem Wettkampf teilzunehmen, bei dem Sie gar nichts gewinnen. Sehen Sie zu, dass Ihr Leben und Ihre Erwartungen auf sehr persönliche Weise widerspiegeln, was Ihnen am meisten bedeutet. Und versuchen Sie, die Gaben und Ressourcen Ihrer Kinder wahrzunehmen und zu schätzen. Sonst erreichen Sie vielleicht etwas, aber nicht das, was wirklich zählt.

Was würde Ihrer Familie und Ihnen grundsätzlich gut tun, um mehr Stabilität und Lebensqualität zu gewinnen? Was wollen Sie in der nächsten Woche dafür tun?

Wenn ich zurückblicke, entdecke ich, dass ich selbst auch meist nicht in die üblichen Schemata passte. Ich war als Kind zu verträumt, zu ängstlich, zu dick, zu ungeschickt ... Das war nicht immer leicht für mich. Ich kann mich allerdings an keine Situation erinnern, in der ich den Eindruck hatte, das wäre für meine Familie irgendwie ein Problem. Im Gegenteil, in Situationen, in denen ich unangenehm auffiel, haben meine Eltern und Geschwister ganz klar die Botschaft vermittelt: »Na und? Selbst wir Ackermänner sind eben nicht immer genial! Versuch es eben später nochmal, wenn es für dich wichtig ist.« Das bedeutete aber nicht, dass ich von Anforderungen freigestellt wurde. Denn gleichzeitig gab es in unserer Familie einige Dinge, die von mir und allen anderen erwartet wurden und die sich eben an unseren »Familienzielen« orientierten. Hier gab es oft Auseinandersetzungen, aber keine Abwertungen.

> »Jeder hat im Leben seine spezifische Mission oder Berufung (...). Weder ist er in dieser zu ersetzen, noch lässt sich sein Leben wiederholen. Daher ist die Aufgabe eines jeden so einzigartig wie seine spezifische Möglichkeit, sie zu erfüllen.«
>
> *Viktor E. Frankl*

Sie sind kein Fehler, Ihr Kind ist es nicht. Ich persönlich gehe, wie schon gesagt, davon aus, dass wir Menschen Geschöpfe Gottes sind. Vielleicht ist dieser Gedanke fremd für Sie, aber nehmen Sie doch einfach mal an, es wäre so. Dann können Sie auch davon ausgehen, dass der Schöpfer jedem seiner Kinder genug an Möglichkeiten und Gaben mitgibt.

Sie tragen in sich alles, was es braucht, ein sinnvolles und zufriedenes Leben zu führen, ebenso wie Ihr Kind.

Suchen Sie nach den Geschenken Gottes und lassen Sie sich von niemandem einreden, Sie dürften sie nicht benutzen (auch nicht von sich selbst ...). Sie sind nicht hier, um eine Leerstelle zu füllen! In der Auseinandersetzung mit Ihren Gaben kann es Ihnen auch gelingen, »Ihren eigenen Schwung« zu identifizieren – Ihre Art, mit dem Leben und mit Ihren Kindern gut umzugehen.

KAPITEL 7

Der Umgang mit Reizüberflutung

Der bekannte ADHS-Forscher Barkley formulierte 1997, dass die bei ADHS ungenügend arbeitende Filterung bzw. Hemmung von überschüssigen inneren und äußeren Reizen dazu führen kann, dass ein Kind mit einer Überflutung an Reizen fertig werden muss. Der Reiz können ein Ereignis, Gedächtnis bzw. innere Bilder, Gefühle oder physiologische Veränderungen sein – das ist egal. Er wirkt mit solch ungebremster Wucht auf die Psyche ein, dass das Verzögern und Abstoppen von Reaktionen auf diesen Reiz nicht mehr oder nicht ausreichend funktioniert.

Es ist, als könnten die betroffenen Kinder nicht recht »abbremsen«.

Dabei spielt es keine Rolle, ob es sich um **gefühlsmäßige, gedankliche, körperliche** oder **verhaltensbezogene Reaktionen** auf einen Reiz handelt: Die Impulse, Gefühle, Gedanken und körperlichen Reaktionen laufen ab, bevor das Kind sie unter Kontrolle bringen kann.

Die Auswirkungen:

- Ärger und Wutanfälle schwemmen alle guten Vorsätze weg.
- Schaukelbewegungen können nicht abgestoppt werden.
- Eine Ablenkung übernimmt die Regie und verdrängt die angefangene Aufgabe vollkommen.
- Über negative Ereignisse wird gegrübelt »bis zum Gehtnichtmehr«.
- Schöne Fantasien entführen den Träumer in Fantasiewelten usw.

Dieses Nicht-abbremsen-Können ist auch ein Hauptauslöser für das Träumen und das Trödeln.

Das Kind ist zu vielen Reizen gleichzeitig ausgesetzt, die nur schlecht in eine innere Reihenfolge gebracht werden können.

Das führt zu mehr oder weniger bewussten Entscheidungsproblemen: »Welchem Impuls soll ich nun nachgeben? Wie immer ich mich entscheide: Etwas anderes muss dafür zurükkgestellt werden? Nur was? Und wie?«

Mit dem inneren Chaos vieler gleichrangiger Reize hängt es auch zusammen, dass sehr viele ADS-Kinder ein »gestörtes« Zeitgefühl haben: Sie haben oft wirklich kein Gefühl für die Dauer einer bestimmten Zeiteinheit. »Eine Viertelstunde« kann von vielen Kindern nicht »gefühlt« werden – sie können sich diese Zeitspanne nicht vorstellen. Für viele ADS-Kinder muss alles »jetzt« geschehen, weil sie nicht »nachfühlen« können, was »gleich« oder »bald« bedeuten soll.

Das Problem mit der Zeit: Die »innere Uhr« tickt nicht richtig.

In der Kombination können sich dadurch viele Probleme ergeben. Beim Aufräumen zum Beispiel können sie sich total verlieren. Jeder neue Gegenstand, der eigentlich an seinen Platz geräumt werden sollte, wird zeit- und aufgabenvergessen in die Hand genommen und erkundet. Die Aufgabe, nämlich das Zimmer aufzuräumen, ist dann vergessen, ein Verfließen der Zeit kann innerlich nicht nachvollzogen werden. Dieses Vergessen ist Folge der zu wenig stark arbeitenden Filterfunktionen des Gehirns.

Wenn die innere Uhr nicht richtig funktioniert, brauchen betroffene Menschen deutliche Zeitablaufshinweise.

Beim Lernen, bei den Hausaufgaben und bei der Durchführung anderer Tätigkeiten leisten Uhren, die so programmiert werden können, dass sie alle 20 Minuten einen Signalton von sich geben, gute Dienste. Sie geben regelmäßig Impulse, sich der Zeit bewusst zu werden.

Durch das Verhaftetsein in den Augenblick bzw. die überaus starke »Sucht« nach äußeren oder inneren Reizen leiden natürlich auch die Fähigkeiten des Vorausplanens. Wenn das Empfinden für verflossene Zeit und das Lernen aus Erfahrungen nur sehr mangelhaft ausgeprägt ist, bringt das mit sich, dass sich Kinder und Erwachsene mit ADHS vor allem auf schwierige Situationen immer wieder neu einstellen müssen. Auch hier ist immer alles »jetzt«, eine Verknüpfung mit Ereignissen aus der Vergangenheit geschieht oft nicht, weil der gegenwärtige Augenblick, der »Augenblicksimpuls«, zu stark ist. Auch Erfolgserlebnisse bleiben leider nicht »hängen«. Die Kinder müssen deshalb oft lange gecoacht und begleitet werden, wenn sie etwas Neues einüben wollen. Zu leicht verlieren sie das Wesentliche aus den Augen und zu schnell vergessen sie, was sie eigentlich vorhatten.

Wenn Sie diese Erkenntnisse im Bewusstsein behalten, wird es Ihnen vielleicht leichter fallen, mit den Aufs und Abs des Erziehungsalltags klarzukommen.

Oft ist weniger mehr

Versetzen Sie sich in die Realität eines ADS-Kindes mit dem Problem der Reizüberflutung: Das Foto an der Wand, das draußen vorbeifahrende Müllauto, der etwas kippelige Stuhl, die Geräusche aus dem Wohnzimmer – all diese Reize wirken gleichzeitig auf das Kind ein und können zu einer Überreizung führen. Die Wirkung: Das Kind schaltet ab, wird unruhig oder driftet in seinen Gedanken davon.

Versuchen Sie, dieser Überreizung vorzubeugen oder die Situation zu entspannen:

■ Lassen Sie nicht zu viele Spielsachen und Gegenstände offen herumstehen. Das Kinderzimmer braucht immer wieder eine Aufräumaktion: Packen Sie Spielsachen, die länger nicht benutzt wurden, in Kartons. Wechseln Sie die Spielsachen zwischendurch immer wieder aus.

■ Dasselbe gilt für das Umfeld, in dem Ihr Kind lernt: Es soll ein Umfeld sein, in dem nicht zu viele Außenreize auf das Kind einwirken.

■ Wenn Ihr Kind an seinen Hausaufgaben arbeitet, sorgen Sie dafür, dass nur die Sachen, die für die aktuelle Aufgabe erforderlich sind, auf dem Tisch liegen. Alle anderen Bücher und Materialien bleiben in der Tasche.

Entrümpeln Sie das Leben!

■ Für viele Kinder ist die Ablenkung zu groß, wenn sie die Möglichkeit haben, während des Lernens aus dem Fenster zu sehen. Geeignet ist oft eine ruhige, nicht zugehängte Wand.

■ Lärm ist tödlich für die Konzentration. Musik als (Lern-) Hintergrund ist aber oft besser als absolute Stille. Leise, beruhigende oder strukturgebende Musik bildet eine Art von Dämmung: Andere Geräusche von außen treten zurück und stören deshalb nicht mehr so leicht. Birte (12 Jahre) beschreibt das so: »Wenn ich mich konzentrieren muss, ist für mich jedes Geräusch ganz laut. Ich höre alles: Wenn Papier raschelt, wenn ein Fuß scharrt – manchmal geht mir sogar mein eigenes Atmen auf den Geist. Das ist echt sehr blöd. Wenn ich aber leise Musik höre, geht's besser. Muss aber nur Musik sein oder eine Sprache, wo ich die Worte nicht so verstehe. Dann gehen die anderen Geräusche irgendwie unter und stören mich nicht so.«

■ Manche Kinder haben den ständigen inneren Reiz, sich zu bewegen. Geben Sie Ihren Kindern die Möglichkeit, das zu tun. Vielleicht mit »Bewegungspausen« (geht am besten, wenn Sie mit einem Wecker arbeiten, der nach 20 Minuten Arbeit die Pause »einklingelt« und 5 Minuten später die Pause wieder beendet) und erwarten Sie nicht, dass Ihr

Kind »still sitzt«: Beobachten Sie, was Ihrem Kind hilft, an einer Sache dranzubleiben, und was das behindert. Es darf schaukeln, es darf einen Gegenstand in der Hand kneten ... Alles, was hilft, sich innerlich zu organisieren, ist erlaubt.

Buchtipp:
Wenn es Ihnen schwer fällt, Ihren Haushalt zu strukturieren, hilft Ihnen evtl. folgendes Buch:
Bianka Bleier/Birgit Schilling, Besser einfach – einfach besser! Das Haushalts-Survival-Buch, Brockhaus Verlag, Wuppertal-Haan 2002.

Verständnis zeigen: Lernen Sie das »Balu-Gefühl«

Auf der Internetseite des Bundesverbands Aufmerksamkeitsstörung/Hyperaktivität, Forchheim, findet sich ein guter Rat: Lernen Sie das »Balu-Gefühl«!

»In der Ruhe liegt die Kraft: Das ›Balu-Gefühl‹ sollten sich Eltern immer dann zu eigen machen, wenn das Erregungsniveau steigt, wenn sie kurz davor sind, ›auf die Palme zu gehen‹. Dann ist vor allem Ruhe die erste Elternpflicht, wie Balu der Bär sollen sie dann versuchen, Bodenhaftung zu bewahren, ganz tief in den Bauch atmen und mit dem Rücken an die Palme gelehnt, brav auf dem Boden sitzen bleiben und sich entspannen. Praktisch bedeutet das, Emotionen runterzufahren, mit abgestelltem Affekt zu agieren, um weitere Eskalation zu verhindern.«

- Die erste Voraussetzung: Gehen Sie tolerant mit eigenen und fremden Fehlern um. »Shit happens!«, heißt es treffend.
- Schaffen Sie Situationen, in denen Sie mit Ihren kleinen Kindern ausgiebig **kuscheln** und mit den größeren unge-

stört **plaudern** können. Vielleicht werden Sie über Ihr glückliches und verständnisvolles Kind erstaunt sein! In einer ruhigen Situation entwickelt Ihr Kind oft sehr gute Ideen, wie man mit schwierigen Situationen umgehen könnte. Nutzen Sie das!

- Ihr Kind wird immer wieder seinen **Frust** herauslassen. Zeigen Sie **Verständnis**: »Ich verstehe, dass du dich über die Zensur ärgerst. Ich weiß, du hast viel geübt. Gib nicht auf, nach und nach wird es besser!«

- **Halten Sie sich nicht bei Kleinigkeiten auf.** Es gibt genug Situationen, in denen es notwendig ist, zu reagieren. Wo es eher um Nebensächlichkeiten geht, sollten Sie die Sache auch wie eine Nebensache behandeln.

- **Elternauszeit**: Wenn es Ihnen zu viel wird, können Sie evtl. kurz den Raum verlassen und danach erst reagieren. Wenn Sie »ausgeflippt« sind, kann Ihr Kind genauso eine Entschuldigung von Ihnen erwarten wie Sie von Ihrem Kind.

- Genauso hilfreich kann es sein, Ihrem Kind ein **Time-out** zu verordnen: Wenn es sehr erregt ist, wird es ruhig und konsequent in sein Zimmer geschickt, bis es sich wieder unter Kontrolle hat. Da es sich dabei nicht um eine Strafe, sondern um eine Hilfe zur Beruhigung handeln soll, muss diese Maßnahme vorher abgesprochen werden (siehe auch Kapitel »Struktur«).

- Beobachten Sie Ihr Kind und finden Sie heraus, wie es Dinge erledigt. **Was funktioniert?** Das ist wichtiger als die Frage, was nicht funktioniert. Es geht nicht immer nur darum, Probleme zu lösen. Es ist mindestens ebenso wichtig, herauszufinden, wann keine entstehen und warum nicht. Ermutigen Sie Ihr Kind da, wo es seinen eigenen Weg findet, Dinge zu tun.

- **Wenn Sie Ihr Kind loben, loben Sie eindeutig.** »Warum machst du es sonst nicht so gut?« ist kein Lob, sondern eine Maßregelung. »Schon ganz nett …« ist wenig ermutigend. Sagen Sie genau, was Sie als »lobenswert« empfanden: »Du hast dich genau an unsere Absprachen gehalten, super!«

- **Kein falsches Lob**: Das untergräbt das Selbstbewusstsein! Die geheime Botschaft hinter dem Lob lautet: Du bist so schwach – dich muss man belügen!

- Bei Kritik verwenden Sie besser keine Anklagen oder Zuschreibungen, **kein »immer«**, **»ständig« etc.**: »Musst du denn immer Krach machen?« Versuchen Sie es stattdessen mit klaren Ansagen: »Mach die Tür leise zu!«, oder: »Die Lautstärke hier stört mich. Geh bitte in dein Zimmer oder verhalte dich leise.«

- **Kommen Sie Ihrem Kind entgegen**, wenn Sie Schwierigkeiten spüren. Warten Sie nicht, bis eine Situation sich hochgeschaukelt hat. Reagieren Sie klar und ohne Ärger.

- **Lassen Sie Ihr Kind in Ruhe**, wenn es keine Gesellschaft verträgt. Oft rennen Kinder dann aus dem Zimmer. Lassen Sie das ruhig zu, aber sorgen Sie dafür, dass anstehende Konflikte nachher geklärt werden.

- **Lassen Sie Ihrem Kind Zeit**, drängeln Sie nicht. Es hilft sowieso nichts! Wenn irgend möglich, planen Sie Pufferzeiten ein. Überlegen Sie mit Ihrem Kind zusammen, was ihm helfen kann, pünktlich zu sein.

- **In Streitsituationen**: Hyperaktive Kinder haben immer das letzte Wort, hypoaktive handeln oft nach dem Motto: »Lass sie ruhig reden!« Rechnen Sie damit und nehmen Sie es nicht persönlich.

- Lassen Sie Ihr Kind spüren, dass Sie uneingeschränkt zu ihm halten. Und handeln Sie danach.

KAPITEL 8

Struktur ist wichtig:
Vom konsequenten Handeln

Warum Regeln?

In unseren Familien lernen wir, wie »das Leben funktioniert«. Die Therapeutin Robin Norwood hat dafür den Vergleich des Tanzes entwickelt: Jede Familie ist eine Art Tanzensemble. Jeder hat seinen Platz, die Familienmitglieder wissen genau, wie der Tanz funktioniert, und jedes neue Familienmitglied übernimmt eine bestimmte Rolle in diesem Stück. In jeder Familie sehen diese »Tänze« anders aus, doch ein wichtiger Bestandteil sind stets Regeln und Grenzen für das gemeinsame Zusammenleben, die dem Kind mitgegeben werden sollen.

Regeln bestimmen den Alltag und das Miteinander der Menschen. Sie ermöglichen erst das Zusammenleben vieler unterschiedlicher Individuen in einer Gesellschaft. Wer die Regeln des eigenen sozialen Umfeldes kennt, dem gelingt es besser, sich in der komplexen Welt zurechtzufinden. Sind keine Regeln vorhanden oder sind diese Regeln dem Einzelnen unbekannt, fühlt er sich unsicher. Und ein Mensch, der die Regeln seiner Umwelt nicht kennt, steht außen, wird nervös und reagiert unsicher, sich zurückziehend oder aggressiv.

> **Regeln und Grenzen sind Bestandteile des Zusammenlebens.**

Kinder mit ADS brauchen Regeln ganz besonders – was nicht bedeutet, dass sie diese Regeln auch befolgen ...

Wenn Sie durch aufgewühltes Gewässer fahren, brauchen Sie einen kompetenten Kapitän am Steuer. In einem Meer von

Chaos braucht man Sicherheit und die Fähigkeit zur Selbststeuerung. Aber solche Fähigkeiten müssen erworben werden – und dazu braucht ein ADS-Kind mehr Hilfe als andere.

Es braucht zum einen »starke Eltern« – Eltern, auf die es sich verlassen und die es einschätzen kann. Hier geht es nicht darum, starr Regeln einzufordern, sondern da-

Starke Eltern – starke Kinder!

rum, verlässlich zu reagieren. Geschieht das nicht, fordert das Kind durch Unruhe und Widerstand unbewusst immer mehr Regeln und klare Entscheidungen heraus.

Stellen Sie sich einen Vorgesetzten vor, der schwer berechenbar ist, weil man nie genau weiß, woran man bei ihm ist. Der selten klare Aufträge erteilt, nicht sagt, was er konkret erwartet, und sich dann hinterher beschwert, wenn man etwas falsch gemacht hat. Der an einem Tag einen Wutanfall über etwas bekommt, was er am Vortag einfach übersehen hat.

Ein solcher Vorgesetzter kann es schaffen, sein gesamtes Team zu demotivieren. Ich schätze, Sie würden mit ihm nicht gern zusammenarbeiten. In der Erziehung verhalten wir uns aber oft gar nicht viel anders!

Kinder brauchen ein verlässliches Gegenüber. Bieten Sie Ihrem Kind Struktur und Organisation – auch wenn's schwer fällt.

Feste Regeln bedeuten Sicherheit

Feste Regeln bedeuten, dass sich Eltern/Erzieher und Kinder an gemeinsame Abmachungen halten. Wenn das Kind sich daran hält, bekommt es immer Anerkennung. (Noch besser: Es wird darin unterstützt, sich diese Anerkennung irgendwann auch selbst zu geben.)

Die Missachtung der Abmachungen hat immer die gleiche Folge. Alle Beteiligten sollen genau wissen, um was es geht.

Beschreiben Sie genau, was Ihr Kind tun soll – und nicht, was es unterlassen soll. Diese Unterscheidung ist wichtig: Wenn Ihr Kind weiß, was es unterlassen soll, hat es deshalb nämlich nicht automatisch auch eine Vorstellung davon, wie es anders gehen könnte.

Es geht nicht darum, jedes Detail kleinlich zu regeln. Ziel ist es, Ihrem Kind Orientierung zu geben. Gerade das ADS-Kind wird es nie schaffen, perfekt zu sein. Oft werden die Eltern Gnade vor Recht walten lassen und ein gewisses Maß an Unruhe in Kauf nehmen müssen.

Falsch:
»Knall die Tür nicht so zu!«

Richtig:
»Mach die Tür langsam und leise zu.«

Sie sind so etwas wie der Coach Ihres Kindes: Sie trainieren es für das Spiel »Leben«.

- **Erinnern Sie sich an das »Balu-Gefühl«.** Nur mit Wut und Ärger wird es kaum klappen, Ihr Kind gut zu erziehen. Im Gegenteil: Je aufgewühlter die Atmosphäre ist, umso schwieriger wird es für Sie und für Ihr Kind, eine gute Lösung zu erreichen.

- Ist die Situation zwischen Ihrem Kind und Ihnen angespannt, vermeiden Sie unnötigen Umgang miteinander.

- Fühlen Sie sich selbst gereizt und unwohl, sorgen Sie für sich.

- Wie sehen Ihre **»Einzahlungen auf das Selbstwert-Konto«** Ihres Kindes aus? Oft führen fehlende Absprachen und Regeln in der Familie interessanterweise zu mehr Negativäußerungen dem Kind gegenüber, denn Sie reagieren dann mehr, als zu agieren.

- Ihr Verhalten sollte ruhig, durchschaubar und vorhersehbar sein. Wenn Sie merken, dass Sie wechselhaft reagieren, ist es wichtig, dass Sie an sich arbeiten: Holen Sie sich Hilfe. Gönnen Sie sich einen eigenen »Coach« – vielleicht ein Elterntraining (s. Kapitel »Was Eltern selbst tun können«). Wenn Sie aus der Haut fahren, entschuldigen Sie sich bei Ihrem Kind, vielleicht so: »Zwischendurch flippe ich aus, weißt du, aber ich weiß, dass das so nicht richtig ist. Ich will ja auch nicht angebrüllt werden. Es tut mir Leid, dass ich laut geworden bin, und ich bitte dich um Entschuldigung.« Danach klären Sie die Sache, um die es ging, in aller Ruhe.

- Zur **Klarheit im Umgang** miteinander gehört auch, dass Sie nicht zu viele Möglichkeiten offen lassen. Das bedeutet zum Beispiel: kein »vielleicht« (»Wenn's nachher nicht regnet, gehen wir VIELLEICHT schwimmen.«). Sondern erst kurz vorher: »Es regnet nicht, also gehen wir jetzt schwimmen.« Cordula Neuhaus beschreibt das mit folgendem Bild: »No Parking! Not 5 minutes! Not 30 seconds! Not at all!«

- **Veränderungen sollten stets rechtzeitig angekündigt werden,** ADS-Kinder brauchen Zeit, um sich umzustellen, und reagieren manchmal extrem verstimmt auf plötzliche Änderungen.

- Auch wenn Sie etwas fordern, sollten Sie eindeutig sein: »Mach es jetzt sofort!«

- Einem ADS-Kind gegenüber müssen Sie Dinge oft **wiederholen.** Sie müssen häufig geübt werden, bevor sie sitzen (wenn nicht hohes Eigeninteresse da ist ...).

- Als sehr hilfreich haben sich in vielen Fällen »**Familienkonferenzen**« erwiesen. Sie setzen sich in regelmäßigen Abständen mit den Kindern zusammen, sprechen über Ihre Familiensituation und versuchen, zu gemeinsamen Absprachen zu kommen. Zum Beispiel können Sie sich gemeinsam Gedanken darüber machen, wer welche Aufgabe im Haushalt übernimmt. Schreiben Sie die wichtigsten Punkte aus diesem Gespräch auf und hängen Sie sie gut sichtbar auf. Wochenpläne mit eingetragenen Aktivitäten und Verpflichtungen geben Orientierung. Punktwertungen für erledigte Aufgaben und damit verbundene Belohnungen können die Kinder motivieren.

- Viele Familien machen auch gute Erfahrungen damit, mit

den Kindern zusammen **Problemlösungs-** **Wochenplan zum**
ideen für »Dauerbrennerkonflikte« zu ent- **Herunterladen**
wickeln. Dabei versuchen Sie zuerst, ein Ziel **aus dem Internet**
positiv zu formulieren. Beispiel: Sie und Ihr **unter:**
www.opti-mind.de
Kind haben täglich Stress bei den Hausaufga- **/themen/info**
ben. Ein positiv formuliertes Ziel könnte in
diesem Fall z. B. sein: »Wie kriegst du es am besten hin, dei-
ne Hausaufgaben selbstständig zu erledigen?« Der achtjähri-
ge Pascal hat zu diesem Thema zusammen mit seiner Mutter folgenden Plan entwickelt:

–   Wenn ich aus der Schule komme, esse ich zuerst.
–   Danach darf ich 15 Minuten mit meinem Meerschwein-
    chen spielen. Ich stelle mir die Eieruhr, damit ich die
    Zeit einhalte.
–   Wenn's klingelt, setze ich mich an den Küchentisch und
    fange mit der Arbeit an.
–   Ich darf Musik hören, aber nicht fernsehen. Ich stelle
    die Eieruhr wieder auf 15 Minuten. Wenn sie klingelt,
    darf ich kurz aufstehen, dann stelle ich sie wieder neu
    und mache weiter.
–   Ich nehme immer nur die Sachen für ein Fach aus der
    Tasche und lasse alles andere drin.
–   Wenn ich ein Fach erledigt habe, lege ich die Sachen
    wieder in die Tasche.
–   Wenn ich ganz fertig bin, sage ich Mama Bescheid. Für
    jedes Mal, wenn ich meine Hausaufgaben selbstständig
    erledigt habe, kleben wir einen Aufkleber auf mein
    »Lobposter« und wir spielen eine Runde Kniffel. Wenn
    ich 30 Aufkleber habe, darf ich mir einen Ausflug oder
    eine Aktion wünschen.

Vielleicht erscheint Ihnen das zu penibel? Einem ADS-Kind
tut es oft gut, einen Ablauf ganz genau zu beschreiben. Je

ablenkbarer es ist, umso mehr Hilfspunkte braucht es. Für Pascal ist das eine große Hilfe.

Fragen auf dem Weg zur klaren Absprache:

- Konkrete Vorstellung, z. B.: Wie genau willst du reagieren? Kannst du dir diese Reaktion klar vorstellen? Was wirst du hören, sehen, riechen, fühlen ...
- Wie genau wird das sein, wenn du ...? Woran wirst du erkennen, dass du ...?
- Wie, wann, wo und wem gegenüber soll es anders sein?
- Wer oder was kann dich evtl. unterstützen, erinnern ...?
- Welche deiner Fähigkeiten kannst du nutzen?
- Wie lässt sich das hier nutzen?
- Welche Konsequenzen nimmst du in Kauf?
- Wie wirst du feiern, dass du dein Ziel erreicht hast?

■ ADS-Kinder haben Schwierigkeiten, sich zu organisieren und zu orientieren, und brauchen deshalb **viel Struktur**: z. B. gleich bleibende Zeiten für die Mahlzeiten, das Aufstehen und Schlafengehen, die Hausaufgaben usw. Morgens sollte die Schultasche schon gepackt sein und die Wäsche bereitliegen, um den Start in den Tag zu erleichtern. **Lob spornt an! Üben Sie, das Gute zu bemerken!**

■ Es sollte nicht nur gelobt werden, wenn ein positives Ergebnis erzielt wurde. Wenn das Kind vorher **Anstrengungsbereitschaft** gezeigt hat, ist auch das »lobenswert«. Bei einer »versiebten« Klassenarbeit ist vielleicht trotzdem vorher viel gelernt worden. Lob stärkt das Selbstvertrauen, das aufgrund einer Serie von Misserfolgen oft angekratzt ist. Zu überschwengliches Lob ist dagegen zu vermeiden, weil den Kindern eine realistische Selbsteinschätzung ohnehin schwer fällt.

Logische Konsequenzen

Wenn Regeln aufgestellt werden, dann sollten Sie sich gleich mit überlegen, wie die Konsequenzen bei der Nichteinhaltung aussehen können. Auch das läuft am besten, wenn Sie diese Konsequenzen im Vorhinein mit dem Kind zusammen entwickeln.

Natürlich gibt es die verschiedensten möglichen Konsequenzen. Am besten eignen sich jedoch logische Folgen, die dem Kind verdeutlichen, warum es nun die Konsequenzen für sein Verhalten tragen muss.

Mit logischen Folgen sind Konsequenzen gemeint, die einen logischen Zusammenhang zum Fehlverhalten darstellen. Das Kind sollte durch die Anwendung von logischen Folgen möglichst sofort erfahren, dass es mit seinem Fehlverhalten sich selbst am meisten schadet. Wenn es z. B. etwas beschmutzt, muss es putzen, wenn es etwas zerstört, muss es Wiedergutmachung leisten, wenn es zu spät zum Essen erscheint, ist das Essen eben kalt und es isst allein.

Logische Folge = Konsequenz meines Verhaltens

Ein Kind fühlt sich mit dieser Art von Wiedergutmachung nicht grundlos bestraft. Es sieht den Sinn seines Handelns leichter ein und das Klima in der Familie leidet wenig.

- **Der Sinn der Regeln wird durch diese Konsequenz verdeutlicht.**
- Messen Sie positives Verhalten, machen Sie es spürbar: **Punktesystem, Rabattmarkenheft** ...Verändern Sie die Art der Belohnung regelmäßig!
- Sorgen Sie für **spürbare Konsequenzen**, die zum »Regelbruch« passen. Wo bestimmte Dinge immer wieder passieren, lassen Sie das Kind vorher selbst festlegen, was es als Konsequenz für richtig hält. Dabei geht es eher darum, einen Fehler wieder gutzumachen, als Bestrafung zu erleben.

- **Konsequenzen müssen möglichst unmittelbar kommen.**
Kennen Sie den Spruch:»Zum einen Ohr rein, zum andren
Ohr raus«? So ergeht es vielen ADS-Kindern: Worte sind für
sie manchmal fast ohne Bedeutung. Gut gemeinte Rat-
schläge oder auch lautstarke Schimpftiraden fesseln die
Aufmerksamkeit nur kurz und werden vom nächsten Im-
puls schon wieder verdrängt. Darum lieber keine langen
Reden, sondern unmittelbare Konsequenzen.

Gewollte Verhaltensweisen durch Beachtung verstärken:

Blickkontakt, Lächeln

Positiver Köperkontakt

Kurze Bemerkung (»Super!«, »Wusst ich's doch – du kannst
so was!«)

**Ungewollte Verhaltensweisen durch Nichtbeachtung
abschwächen:**

Kleinigkeiten übergehen

Bei größeren Problemen ruhig eingreifen (evtl. kurz Körperkontakt, Konsequenz)

Time-out

Ein Mensch, der Schwierigkeiten hat, seine Impulse zu kontrollieren, flippt zwischendurch aus. Bei einem Kind ist das
noch selbstverständlicher. Dass es zu Explosionen kommt,
können Sie oft nicht verhindern, wohl aber ein weiteres Hoch-
schaukeln der Emotionen in einer solchen Situation.

Eine bewährte Methode ist hier das »Time-out,« die Auszeit. Dabei wird das aufgeregte Kind ruhig und bestimmt in
sein Zimmer geführt. Dort darf es schimpfen, stampfen, wei-

nen und toben, bis der Triebstau gelöst ist und es zur Ruhe kommt. Dieses Isolieren soll aber nicht als Strafe, sondern als schützender Rückzug vermittelt werden. Nachdem es sich beruhigt hat, wird es freundlich und ohne Vorwürfe wieder in die Gemeinschaft aufgenommen.

Am besten ist es, wenn Sie das Konzept der Auszeit mit Ihrem Kind besprechen und zu einer Regel machen. In manchen Familien oder Gruppen wird dieses Prinzip wie folgt eingesetzt: Immer, wenn es einem Familienmitglied zu laut, hektisch oder turbulent wird, kann er mit den Worten: »Ich brauche mal eine Auszeit!« das Zimmer verlassen. Ist das nicht möglich (weil X zum Beispiel bei den Schulaufgaben sitzt und seine Geschwister um ihn herum toben), bittet er die anderen, eine Auszeit zu nehmen, also entweder leise zu sein oder das Zimmer zu verlassen.

In diesem Zusammenhang hat sich auch das »**Schiedsrichtersystem**« bewährt. Bei zu viel Unruhe oder Regelverstößen gibt es Reaktionen in drei Stufen, die man mit zwei gelben und einer roten Karte deutlich machen kann.

Mit der Zeit lernen ältere Kinder meist Strategien, wie sie die Spannungen entschärfen und angemessen abreagieren können. Allerdings verläuft auch das nicht immer ganz un-

---

Schiedsrichtersystem

Gelbe Karte 1: Verwarnung – die Kinder stoppen ihre gegenwärtige Aktion sofort. Eltern oder Erzieher formulieren ihre Erwartungen.

Gelbe Karte 2: Wie 1, aber es gibt zusätzlich den Hinweis »Als Nächstes kommt eine rote und damit der Platzverweis«.

Rote Karte: Das Kind wird auf sein Zimmer geschickt, bis es sich wieder beruhigt hat.

problematisch. Zum Beispiel verlässt Ihr Kind Türen schlagend und schimpfend das Zimmer. Nach einiger Zeit erscheint es wieder ganz friedlich, als ob nie etwas gewesen wäre. Am meisten helfen Sie Ihrem Kind, wenn Sie es ohne viele Worte wieder aufnehmen. Vielleicht ergibt sich in einer entspannten Minute sogar die Möglichkeit, seine Rückzugsstrategie positiv zu bewerten – »Ich fand es gut, dass du es geschafft hast, in dein Zimmer zu gehen.« – und es zu ermutigen, dass es als weiteren Punkt lernen könnte, sein Fluchen zu unterdrücken.

Eine Auszeit ist meist für alle entlastend.

An den Ressourcen ansetzen

Wichtig: Versuchen Sie im Umgang mit Ihren Kindern immer wieder, an den Fähigkeiten und Ressourcen anzusetzen.

ADHSler haben auch eine Menge positiver Eigenschaften. Dazu möchte ich einen Text von Lynn Weiß aus ihrem Buch »Leben mit ADS« (Brendow Verlag, Moers 2003) zitieren:

»Ein Teil dessen, was wir im Laufe dieser Jahre gelernt haben, ist ADS als eine Gehirn-Vielfalt zu betrachten. (...) Ich habe gesehen, wie viele von uns die Berührung mit den Ressourcen unseres angeborenen ADS-Stils verloren haben, weil unser natürlicher Stil nicht den Erwartungen der Welt um uns herum entspricht. (...) Wir müssen versuchen, unsere inneren Ressourcen zu entdecken. Dann müssen wir Wege finden, diese in unserem Interesse zu nutzen.

Viele von uns wissen nichts mehr von unseren angeborenen Talenten. Wir kennen die geeigneten Trainingsmethoden, die uns dabei helfen, unsere natürlichen Fähigkeiten und Talente zu nutzen, nicht, da wir selbst nicht darüber unterrichtet wurden. Wir blieben hinter den Erwartungen zurück und wurden – als Folge dessen – häufig verletzt, und wir haben den Versuch oft aufgegeben, ›Dinge richtig zu tun‹. (...)

■ **Wir sehen das große Bild.** – Viele von uns sehen das Bild als Ganzes vor unseren geistigen Augen, bevor wir einige der Details, die das Bild ausmachen, erkennen können. Menschen, die im Allgemeinen von Natur aus kreativ sind, sehen oft eine komplette Vision dessen, was sie erreichen wollen, bevor sie sich auf ihre Ziele zubewegen. (...)

■ **Wir denken in Begriffen darüber, wie Dinge funktionieren.** – Wenn wir wissen wollen, wie wir uns einem Ziel nähern können, müssen wir seinen Sinn kennen. Bevor wir die Details, die diese Aufgabe ausmachen, sehen, sollten wir über die Funktionsweise, mit der die Details arbeiten, Bescheid wissen. Dann erst können wir die Schritte erkennen, mit denen wir unser Ziel erreichen.

■ **Wir richten unsere Aufmerksamkeit auf die Muster und Beziehungen innerhalb des großen Bildes.** – Der Fokus unserer Aufmerksamkeit tendiert dazu, sich eher auf die Beziehungen zwischen Details als auf die Details selbst zu richten. Wir sehen die Verbindungen und Muster, die zwischen den Dingen bestehen, eher als die Elemente, die sie konstituieren.

■ **Wir bringen ein hohes Niveau an physischer, geistiger, emotionaler und verbaler Aktivität zum Ausdruck.** – Natürlich benötigen wir für all diese Tätigkeiten ein hohes Maß an Energie. Daher lernen, schaffen und produzieren wir am besten dann, wenn wir aktiv sind. Unsere natürlichen Gaben brauchen, um sich entfalten zu können, Umfelder, die es uns erlauben, körperlich aktiv und verbal expressiv zu sein. Unser Geist ist wissbegierig und voller Forscherdrang, er arbeitet oft mit blitzartiger Geschwindigkeit. Letzten Endes überblicken wir zuerst das Bild in seiner Gesamtheit, so dass wir nicht in langsamen Schritten von einem Detail zum anderen fortschreiten müssen, um das Muster vollständig zu erkennen. Hilfe erhalten wir auch dadurch, dass uns so Zusammenhänge rasch bewusst werden, die uns oft früh aufzeigen, wohin sich etwas entwickeln wird. Der Zuckerguss auf dem Kuchen ist die Anwesenheit großer, unmissverständlicher und ausdrucksstarker Emotionen, die mit uns und mit anderen mit Deutlichkeit kommunizieren werden.

- **Wir lernen, indem wir etwas tun (kinästhetisches Lernen).** – Was auch immer wir gerade lernen: Wir lernen eher durch den Prozess einer Tätigkeit als beim Lesen oder Hören. Wir schreiben eine Geschichte, um schreiben zu lernen. Wir lernen nicht, wie man eine Geschichte schreibt, indem wir die Kunst des Schreibens studieren und vielleicht Übungen auf dem Papier machen, Arbeitsblätter bearbeiten oder ein Examen absolvieren. Die kinästhetische Lernmethode versetzt uns vollständig in die Lage, jedes Spezialgebiet zu erlernen, egal, wie komplex es ist – wenn es unser Interesse erregt.

- **Wir haben einen inneren Ort der Wahrnehmung und Kontrolle.** – Unser Weltbild entstammt dem Inneren unseres Selbst. Unsere Fähigkeit, zu organisieren, die Zeit einzuteilen, die Kontrolle über unser Verhalten beizubehalten und zu tun, was immer wir auch tun müssen, wird seltsamerweise eher von innen gesteuert als von außerhalb. Wir wissen das, haben eine Sensibilität dafür und können lernen, auf verantwortungsvolle Weise zu leben, die zu denselben Ergebnissen führt, die von Menschen mit eher linearen Lebensstrukturen erreicht werden – dann, wenn wir unsere eigene Art entdecken können. (...)

- **Wir haben ein hohes Maß an Sensibilität.** – Unsere Sensibilität drückt sich durch unsere Sinne aus: durch Sehsinn, Gehör, Geschmack, Geruch und Tastsinn genauso wie durch Intuition. Höchst empathisch, sind unsere Sinne aufs Feinste geeicht. Sie sind vergleichbar mit dem Gehör eines Hundes, der Klänge hört, die vom menschlichen Ohr nicht wahrgenommen werden. Wir empfinden auf einem Level, der nicht für alle Menschen erreichbar ist. Wir verhalten uns unserer Umwelt gegenüber einfühlend und aufgeschlossen. Aber wir können auch Verwundungen erleiden, deren Ursprung andere gar nicht sehen oder wahrnehmen können.

Verspürt ein Freund ein Gefühl wie beispielsweise Zorn, merken wir dies, selbst wenn er sich dessen nicht bewusst ist und dies bestreitet. Viele von uns sind psychisch sensitiv, obwohl wir uns mit dieser Gabe nicht angefreundet haben oder von ihr bewusst keinen Gebrauch machen.

- **Wir haben starke sensible Fähigkeiten.** – Mit einem hohen Potenzial an Emotionen, bereitwillig Freude und Schmerz erfahrend, drücken wir oft unsere Gefühle aus und tun vieles aufgrund von Situationen, von denen andere noch nicht einmal wissen, dass sie überhaupt existieren.

  Wir glauben, dass wir Vorgänge eher erfühlen, als sie durch Nachdenken über Sachverhalte rational zu erfassen. Wir **wissen** ganz einfach, weil wir eine innere gefühlsmäßige Vision, Erfahrung oder Intuition haben. Wir fühlen dieses sensitive Ereignis physisch in unseren Körpern. Wir nehmen es ganz plötzlich auf einer sinnlichen Ebene wahr und können entscheiden, wie wir – als Antwort auf unsere Wahrnehmung – handeln werden.«

  Prüfe, was dich aufblühen lässt – dem gehe nach!
  Ulrich Schaffer

- Was kann Ihr Kind gut?
- Wie lernt es?
- Wie löst es Aufgaben?

KAPITEL 9

Therapeutische Möglichkeiten: das multimodale Konzept

Nicht jedes unaufmerksame, impulsive, verträumte oder hyperaktive Kind ist therapiebedürftig. Haben Familie und Kind genug Akzeptanz, genug Ressourcen und Kompensationsmöglichkeiten, kann es gelingen, dass sich die Stärken und Begabungen des Kindes entfalten.

Erinnern Sie sich an Michel aus Lönneberga? In einer technisierten, bewegungsarmen Umwelt wie der bei uns üblichen würde ein solches Kind vielleicht irgendwann zu einem »Störfaktor«. Das Kind wird für seine Familie, in Schule, Kindergarten und Freundeskreis anstrengend, der Druck, das störende Verhalten abzustellen, wächst. So wird sein Verhalten zu einem beherrschenden Problem für Familie und Kind und zu einem »Selbstwertkiller« für alle.

ADS ist aber mehr als nur ein etwas unangepasstes, aufgewecktes Verhalten. Ein von ADS betroffenes Kind hat einen hohen Leidensdruck, ebenso wie seine Familie.

Medikamente allein sind keine Lösung. Sie können nur ein Baustein einer umfassenden Begleitung des Kindes und der Familie sein.

Und nicht jede Therapie eignet sich automatisch für jedes Kind und jedes Problem. Es gibt ernährungstherapeutische, medizinische (schulmedizinische und naturheilkundliche), pädagogische, psychologische, psychotherapeutische, sensorische und motorisch-übende Behandlungsmodelle, die einzeln oder in Kombination Anwendung finden können.

Im Folgenden werden wir Ihnen eine Auswahl verschiedener Therapieformen vorstellen, die bei ADS eingesetzt werden können. Dabei können wir nicht mehr als einen kurzen Überblick geben und auch nicht alle Therapieansätze vorstellen.

Viele Therapeuten arbeiten mit einem Methodenmix: So arbeiten z. B. Ergotherapeuten oft mit Theraplay, Psychomotorik oder Sensorischer Integration.

Sinnvollerweise sollte die Therapieauswahl vom behandelnden Kinderarzt getroffen oder wenigstens mit ihm abgesprochen werden.

Achten Sie darauf, Ihrem Kind keinen »Therapiemarathon« zuzumuten: Therapien sind anstrengend und keine »Freizeitgestaltung«. Also: Ergotherapie, Voltigieren, Krankengymnastik, Verhaltenstherapie, alle möglichen Sportarten, die Sozialverhalten und die Selbstkontrolle **So viel wie nötig,** schulen sollen, sind nur dann eine Hilfe, wenn **so wenig** **wie möglich!** sie maßvoll und dem Kind angemessen eingesetzt werden. Motto: So viel wie nötig, so wenig wie möglich! Sonst ergeht es Ihrem Kind wie einem Jungen, der mir seufzend erzählte: »Ich habe so viele Therapien, da werde ich noch mal krank von!«

Die besten Erfolge in der Therapie lassen sich durch eine Kombination verschiedener therapeutischer Maßnahmen erzielen (multimodales Konzept). Hierzu ist eine gute Kooperation zwischen behandelndem Kinderarzt, Psychologen sowie anderen im Einzelfall zugezogenen Therapeuten notwendig.

Das multimodale Konzept umfasst:

1. Psychologische Beratung und Betreuung der Eltern
■ Für den Umgang mit dem betroffenen Kind.
■ Für sie selbst, um dem erhöhten Aufwand an Energie und Nerven, den die Erziehung dieses Kindes ihnen abverlangt, auf Dauer gewachsen zu sein und eine positive Eltern-Kind-Interaktion aufrechtzuerhalten oder wiederherstellen zu können.

■ Beratung zur Wahl des richtigen Schul-/Kindergartentyps, so dass sowohl eine Über- als auch eine Unterforderung vermieden werden.

2. Psychologisch-pädagogische Zusammenarbeit mit anderen Betreuungspersonen

■ LehrerIn/ErzieherIn und Eltern müssen Partner im Umgang mit dem Kind werden.

3. Therapeutische Hilfen in der Behandlung der Teilleistungsstörungen motorische Störungen: Krankengymnastik, Ergotherapie, Motopädie

■ **Lese-/Rechtschreibstörungen und Dyskalkulie**: spezifische Förderung im Sinne einer Lerntherapie.

■ **Sprachliche Entwicklungsverzögerung**: Logopädie oder Sprachfrühförderung.

■ **Soziale Verhaltensstörungen**: Spieltherapie, Heilpädagogik, Psychomotorik, Verhaltenstherapie, soziales Gruppentraining.

4. Medikamentöse Therapie mit Stimulanzien

5. Eltern-Selbsthilfegruppen und/oder fachlich geleitete Gruppenkurse für Eltern

■ Den Austausch mit anderen Betroffenen erleben viele Eltern als emotional entlastend und hilfreich.

■ Methodisch hat sich bei der psychologischen Arbeit mit Eltern und Kindern der verhaltenstherapeutische Ansatz am besten bewährt.

■ Andere psychotherapeutische Methoden (z. B. Familientherapie) können im Einzelfall ergänzend sinnvoll sein, wenn sich aufgrund des ADS oder zusätzlich dazu seelische Probleme oder Interaktionsstörungen entwickelt bzw. verselbstständigt haben.

Therapieansätze

Zur wichtigsten Behandlungsmethode für Kinder mit ADS hat sich im Bereich der Psychotherapie die Verhaltenstherapie entwickelt. In der Verhaltenstherapie sollen mittels verschiedener Interventionen Verhaltensstrukturen verändert, neu erlernt und gefestigt werden.

Der Begriff »Verhalten« in »Verhaltenstherapie« ist sehr allgemein zu verstehen. Er umfasst nicht nur das beobachtbare, äußere, sondern auch das verdeckte, »kognitive« Verhalten, z. B. die Gedanken, Vorstellungen, Erinnerungen, Wahrnehmungen und Emotionen. (Um diesen Aspekt zu betonen, spricht man in diesem Zu

**Verhalten
ist
+ Handeln
+ Denken
+ Fühlen
+ Wahrnehmung
+ Erinnerungen
+ …**

sammenhang manchmal auch von »kognitiver Verhaltenstherapie« oder »kognitiver Therapie«.) – Nahezu alle Lebensäußerungen eines Menschen sind somit als »Verhalten« anzusehen, auch die Symptome des ADS.

In der Verhaltenstherapie soll jeder Mensch in seiner Lebensgeschichte und in der gegenwärtigen Situation wahrgenommen werden. Es wird ein Ziel formuliert (Welche Veränderung soll genau erreicht werden?) und mit Methoden der Verhaltensmodifikation (= Verhaltensveränderung) beginnt die Therapie.

Verhaltenstherapie kann vom behandelnden Arzt verschrieben werden, in diesem Fall übernehmen die gesetzlichen Krankenkassen die Kosten. Falls Ihr Kind in den letzten zwei Jahren Psychotherapie erhalten hat, muss der Antrag oft besonders begründet werden, wird dann aber in aller Regel ebenfalls genehmigt.

Viele verhaltenstherapeutische Angebote für ADS-betroffene Kinder finden in Gruppen statt. Es hat sich gezeigt, dass diese zum Teil nicht oder nur mit sehr guten Argumenten und viel Hartnäckigkeit bezahlt werden.

Mit einer fachärztlichen Diagnose und einer Stellungnahme des/der zuständigen Lehrers/Lehrerin können die Erziehungsberechtigten versuchen, die Übernahme der Kosten für eine Therapie beim Jugendamt nach den Richtlinien des neuen KJHG (Kinder- und Jugendhilfegesetz) über den § 35a erstattet zu bekommen.

Auch wenn Sie privat krankenversichert sind, werden die Psychotherapiekosten übernommen, allerdings kann es sein, dass in Ihrem individuellen Versicherungsvertrag bestimmte Einschränkungen vereinbart sind. Die Kosten für einige unverbindliche Vorgespräche werden aber wohl in allen Fällen übernommen.

In einigen Fällen bleibt Eltern aber leider nichts anderes übrig, als die Therapiekosten selbst zu übernehmen.

Verhaltenstherapeutisch orientierte Therapieansätze und Verhaltenstrainingsprogramme

Inzwischen arbeiten Therapeuten, Ärzte und Psychologen auf der Grundlage einer Reihe unterschiedlicher Therapieprogramme, die aber überwiegend verhaltenstherapeutisch orientiert sind. Unser Überblick ist sicher nicht vollständig, gibt Ihnen aber vielleicht einen kleinen Einblick in die Angebote.

THOP

THOP ist ein inzwischen sehr weit verbreitetes Therapieprogramm, das an der Uniklinik in Köln von Prof. Döpfner und Team für die Arbeit mit **hyperkinetischen Kindern** entwickelt wurde. Prof. Döpfner beschreibt seinen Ansatz so:

»Das Therapieprogramm THOP (Döpfner et al., 1998) ist ein multimodales Interventionsprogramm, bei dem je nach Indikation verhaltenstherapeutische Interventionen in der Familie, im Kindergarten bzw. in der Schule und beim Kind selbst mit medikamentösen Interventionen kombiniert werden können. Das Therapieprogramm ist zur Behandlung von Kindern mit hyperkinetischen oder oppositionellen Verhaltensauffälligkeiten im Alter von drei bis zwölf Jahren geeignet. Im Anschluss an eine umfassende Diagnostik ermöglicht das Programm eine Therapie, die an den individuellen Verhaltensproblemen des Kindes in der Familie und im Kindergarten bzw. in der Schule ausgerichtet ist. Gemeinsam mit Eltern und Kind bzw. mit Erziehern/Lehrern und Kind werden Interventionen in der Familie und im Kindergarten/in der Schule entwickelt. Darüber hinaus werden für den ärztlichen Therapeuten Hinweise zur medikamentösen Therapie hyperkinetischer Störungen gegeben.«

THOP – arbeitet mit Eltern und Kindern

Das Eltern-Kind-Programm besteht aus 21 Behandlungsbausteinen, die in sechs Themenkomplexen gruppiert sind und in denen zwei Interventionsformen – die familienzentrierten und die kindzentrierten Interventionen – miteinander verknüpft sind.

■ Bei den **familienzentrierten Interventionen** steht die Arbeit mit den Eltern im Mittelpunkt und das Kind wird je nach Behandlungsbaustein, Problematik und Alter unterschiedlich stark integriert. Je älter das Kind ist, umso stärker wird es generell in die familienzentrierten Interventionen einbezogen. Wenige Behandlungsbausteine werden in der Regel ausschließlich mit den Eltern durchgeführt. Die familienzentrierten Interventionen stellen das Kernstück des Eltern-Kind-Programms dar. Sie können auch unabhängig von den kindzentrierten Interventionen durchgeführt werden. Die familienzentrierten Interventionen leiten die Eltern zur Durchführung von Interventionen in der Familie an. Diese dienen dazu, die Eltern-Kind-Beziehung zu verbessern und problematische Verhaltensweisen des Kindes in der Familie zu vermindern.

- Bei den **kindzentrierten Interventionen** steht die therapeutische Arbeit mit dem Kind im Mittelpunkt, die Eltern werden jedoch auch hier integriert. Die kindzentrierten Interventionen werden nicht unabhängig von den familienzentrierten Interventionen durchgeführt. Unter den kindzentrierten Interventionen des Eltern-Kind-Programms werden zwei Behandlungsansätze subsumiert:

  In kindgemäßen Kurzgeschichten werden die Inhalte der einzelnen Behandlungsbausteine mit dem Kind erarbeitet. Ziel dieser Geschichten ist es, das Kind stärker in die familienzentrierten Interventionen zu integrieren. Peter, das Kind, das von allen »Wackelpeter« oder »Trotzkopf« genannt wird, dient als Bewältigungsmodell. Dieser Ansatz ist für Kinder ab dem Schulalter geeignet.

  In drei weiteren Behandlungsbausteinen kann der Therapeut ein **Spieltraining** bzw. ein **Selbstinstruktionstraining** mit dem Kind durchführen oder er erarbeitet mit dem Kind eine so genannte **Selbstmanagement-Intervention**. Im Verlauf dieser Interventionen werden die Eltern in die Behandlung integriert und als Co-Therapeuten angeleitet. Das Spieltraining ist vor allem für Kinder im Vorschulalter geeignet, während das Selbstinstruktionstraining und Selbstmanagement für Schulkinder indiziert sein kann.

Die Behandlungsbausteine umfassen sechs Themen:

1. Problemdefinition, Entwicklung eines Störungskonzepts und Behandlungsplanung

2. Förderung positiver Eltern-Kind-Interaktionen und Eltern-Kind-Beziehungen
3. Pädagogisch-therapeutische Interventionen zur Verminderung von impulsivem und oppositionellem Verhalten
4. Spezielle operante Methoden
5. Interventionen bei spezifischen Verhaltensproblemen
6. Stabilisierung der Effekte

In der Regel werden nicht alle Einheiten in dieser Abfolge bearbeitet, sondern können entsprechend der individuellen Problemkonstellation zusammengestellt werden.

(Zitiert aus: Manfred Döpfner/Stephanie Schürmann/Gerd Frölich, Wackelpeter und Trotzkopf. Das begleitende Handbuch für Eltern, Beltz, Weinheim.)

OptiMind

Das OptiMind – Institut wurde 1998 gegründet. Das Opti-Mind-Team hat ein sehr ausgereiftes multimondales Konzept entwickelt. Es beinhaltet:

- Aufklärung über die Besonderheiten bei ADS/ADHS
- für Kinder, Jugendliche und Erwachsene
- ADS-Elterntraining
- Erprobte und praxisrelevante verhaltenstherapeutisch-orientierte Strategien
- für ADS/ADHS - Betroffene
- Förderung der Wahrnehmungsverarbeitung und Unterstützung der emotional-sozialen Entwicklung
- Medikamentöse Therapie bei ausgeprägtem ADS/ADHS

Infos zum OptiMind-Konzept und Adressen von Therapeuten, die nach diesem Konzept arbeiten finden Sie unter

www.opti-mind.de
oder Sie fordern die Infos direkt an:
OptiMind-Institut
Friedrichstr.40
65185 Wiesbaden mail@opti-mind.de
Tel.: 0611/30 89 136
Fax: 0611/ 60 10 628

Spieltherapie: Theraplay®

Therapieansatz

Theraplay ist eine direktive Spieltherapie. Während nondirektive Spieltherapien sich oft als nicht gut einsetzbar für die Arbeit mit ADS-Betroffenen erweisen, werden bei Theraplay häufig gute Ergebnisse erzielt.

Theraplay ist eine Kurzzeittherapie. Die durchschnittliche Therapiedauer bewegt sich zwischen 12 und 16 (bei schwerbehinderten Kindern bis zu 40) halbstündigen, wöchentlich durchgeführten Sitzungen.

Die Eltern werden einbezogen, damit sie helfen können, die Therapiefortschritte zu festigen. Sie haben meist die Möglichkeit, entweder durch die Einwegscheibe, in Gesprächen oder per Video die Behandlung Ihres Kindes zu beobachten. Dadurch lernen sie beiläufig die therapeutischen »Instrumente«, wie Spiele oder Verse, kennen und können diese zu Hause ihrem Kind ebenfalls anbieten.

Als weitere Form gibt es noch das Gruppen-Theraplay, das Kindern hilft, sich mit anderen Kindern zu verständigen und gut mit ihnen umzugehen und auszukommen.

Einsatzrahmen

Theraplay ist als therapeutische Maßnahme für verhaltensauffällige Kinder und speziell bei spracherwerbsgestörten Kindern als Vorbereitung z. B. für eine logopädische Therapie geeignet.

Vorbereitung bedeutet in diesem Fall: Kinder, die nicht die
nötige Aufmerksamkeit und Konzentration für die Bemühungen der Logopädin aufbringen können, die nicht mitarbeiten
wollen oder können, deren Sprachverständnis sehr niedrig ist,
deren Kommunikationsverhalten (z. B. Blickkontakt) nicht
ausreichend entwickelt ist oder die blockiert erscheinen, die
notwendigen sprachlichen und entwicklungsmäßigen Schritte
zu vollziehen, entwickeln im Vorfeld die nötigen Kompeten-
zen, um sich und die Umwelt besser wahrzunehmen, zu verstehen, zu akzeptieren, mit Menschen zu kommunizieren und
zu interagieren.

Therapiemethodik

Eine (oder bei sehr unruhigen oder älteren Kindern zwei) The-
raplay-TherapeutInnen machen dem Kind in einer klar strukturierten Spielsituation Beziehungsangebote, die zu einer gelungenen positiven, optimistischen Interaktion führen sollen.
Das beim Kind daraus entstehende Vertrauen ermöglicht
dem/der Therapeuten/Therapeutin, zu ihm eine das Selbstbewusstsein aufbauende Beziehung herzustellen. Das Kind erhält
ganz individuelle Beziehungs- und Spielangebote, die sich danach richten, was es braucht, und nicht unbedingt danach,
was es will. Die Behandlung enthält deshalb neben fürsorg-
lichen, strukturierenden und stimulierenden auch herausfor-
dernde Elemente.

Eine wichtige Rolle spielen die Rituale, welche helfen sollen, innerlich unsichere Kinder zu stabilisieren. Spielsachen
finden ebenso wenig Verwendung in der Therapie wie symbo-
lische Spiele.

Die Behandlung spielt sich auf dem emotionalen Entwicklungsstand des Kindes ab. Daher kommen auch Spiele zum Einsatz, die man zwar als nicht adäquat für ein Kind des chronologischen Alters bezeichnen würde, die jedoch dem Entwicklungsstand adäquat sind.

Diese Angebote sind – grob eingeteilt – zum einen Rituale, die die Sicherheit des Kindes verbessern und es beruhigen. Andererseits sind es Spiele, die ihm dem Entwicklungsalter angemessene Struktur vermitteln und sein Bewusstsein von sich selbst verbessern sollen. Oder Spiele, die es herausfordern und seine Wahrnehmung steuern und optimieren.

Wenn möglich werden die Eltern hinter einer Einwegscheibe oder zwischen den Therapie-Sitzungen therapeutisch begleitet.

Bewegungstherapien

Bewegung ist ein elementares Grundbedürfnis des Menschen und ein bedeutsamer Grundstein seiner Entwicklung. Bewegung ist für ein Kind das wichtigste Element, um sein Befinden auszudrücken. Seine Psyche (Seele) und seine Motorik (Bewegung) sind also eng miteinander verwoben. So spiegelt sich das kindliche Befinden oft in der Körpersprache wider: Kinder hüpfen vor Freude, lachen, bis sie Bauchschmerzen bekommen, stampfen vor Zorn, »verstecken« sich hinter ihren Händen, retten Situationen durch ein charmantes Lächeln usw.

Wird ein Mensch geboren, so muss er zunächst lernen, seinen Körper wahrzunehmen und seine Bewegungen zu steuern, um sie dann gezielt einsetzen zu können. Durch diese Fähigkeit ist er dann in der Lage, mit seiner sozialen und materialen Umwelt in Kontakt zu treten und sich mit ihr auseinander zu setzen. In dieser Auseinandersetzung nimmt er Reize wahr, auf die er reagiert. Mit seiner Reaktion löst er selbst Reize aus. Somit erlebt ein Kind nach und nach, wie es auf seine Umwelt wirkt.

Ein Kind, dessen Wahrnehmungsempfinden gut ausgebildet ist, lernt im Laufe seiner Entwicklung, die Reaktionen aus seiner Umwelt einzuschätzen und auf diese wiederum angemessen zu reagieren. Ein Kind, dessen Reizverarbeitung anders abläuft und das deshalb nicht wie erwartet reagiert, erscheint uns verhaltens- und oftmals auch bewegungsauffällig. Es kann aufgrund seines anderen Wahrnehmungsempfindens nicht wie erwartet auf seine Umwelt reagieren und erhält dadurch aus dieser negative »Antworten«. Dies wirkt sich ungünstig auf die Entwicklung seiner Ich-Stärke und sein Selbstbild aus: Verhaltens- und Bewegungsauffälligkeiten entstehen.

Da viele hyperaktive Kinder Probleme haben, ihre Bewegungen zu koordinieren, können Bewegungstherapie wie motologische Übungen und Ergotherapien sehr hilfreich sein. Sie schulen vor allem im Kindergartenalter die Feinmotorik und helfen beispielsweise den Kindern beim Malen und beim Ausschneiden von Bildern. Gezielte Bewegung und Sport können Kindern ein Ventil bieten, ihren Bewegungsdrang sinnvoll auszuleben und ihre Aggressionen abzubauen. Weitere Hilfen können zum Beispiel sein: Psychomotorik/Motopädagogik. Hier werden Grundlagen der Bewegungsentwicklung und des Bewegungslernens (Wahrnehmungs- und Bewegungsverhaltens) vermittelt und eingeübt. Als Ziel wird eine optimale Entfaltung des Kindes in seiner Körperwahrnehmung, seiner Beziehungs- und Handlungsfähigkeit und somit seiner ganzen Persönlichkeit angestrebt.

In unserem Buch geben wir Ihnen einen Überblick über die am meisten verwendeten Therapieangebote.

Ergotherapie

Therapieansatz

Der Begriff »Ergotherapie« leitet sich von dem griechischen Wort »ergon« = »Tätigkeit, Handeln, Tun« ab, ist also eine Therapie durch Aktivität und Handeln. In der Ergotherapie soll durch Bewegung und verschiedene Tätigkeiten die Eigenwahrnehmung verbessert werden. Sie wird deshalb vor allem dort angewandt, wo Kinder unter motorischen Entwicklungsstörungen leiden: Das Kind hat z. B. Schwierigkeiten, Bewegungen zielgerichtet auszuführen, eckt an, stößt vieles um, fällt oft oder hat Probleme beim Schreiben und Malen ...

Die Ergotherapie hat das Ziel, Störungen im Bereich der Motorik, der Sinneswahrnehmung, der sozialen und psychischen Funktionen durch entsprechende Behandlungsmethoden positiv zu beeinflussen.

Einsatzrahmen

- Förderung der Motorik, Koordination, Wahrnehmung und Kommunikation
- Beobachtung und Förderung der Sinnesaufnahme
- Therapie von Entwicklungsverzögerungen und deren Folgeschäden
- gezielter Einsatz von Handlungs- und Bewegungsangeboten durch spezielle Geräte (z. B. besondere Schaukeln) oder Materialien, die auf die besonderen Bedürfnisse des Kindes abgestimmt sind

Damit wird die Wahrnehmungsverarbeitung angesprochen und die Handlungskompetenzen werden verbessert.

Sensorische Integration

Therapieansatz

Die Theorie der Sensorischen Integration (SI) wurde von Dr. A. Jean Ayres, Ergotherapeutin mit Promotion am Hirnforschungsinstitut der University of Southern California, entwickelt. Heute wird sie in der Ergotherapie sehr häufig eingesetzt und gilt als wissenschaftlich gesicherte Methode. Dr. A. Jean Ayres erkannte, dass viele Entwicklungsstörungen, seien es Störungen der Motorik, der Sprache oder des Verhaltens, auf Wahrnehmungsstörungen zurückgehen. Diese Störungen der Wahrnehmung betreffen sowohl das Körperschema als auch das Raumschema. Wie sollte auch ein Kind eine angepasste Motorik oder ein angepasstes Verhalten aufbauen können, wenn es den Körper und/oder den Raum nicht richtig wahrnehmen/nicht aufeinander abstimmen kann?

Einsatzrahmen

SI eignet sich für Kinder mit Wahrnehmungsstörungen aller Art. Ayres legte den Schwerpunkt auf die Förderung der Integration der Körperwahrnehmung mit der Raumwahrnehmung. Sie entdeckte, dass vor allem das Gleichgewichtstraining die Hemmneurone z. B. des Kleinhirns aktiviert, die Bewegungsmuster verfeinert und präzisiert sowie die Bewegungswechsel harmonisiert. Hierbei werden Körper- und Raumschema aufgebaut und deren gegenseitige Abstimmung gefördert. So stellte sich auch heraus, dass der Gleichgewichtssinn auch auf die Globalintegration eine generell fördernde Funktion ausübt. Somit profitieren sowohl die Globalvermögen mit ihren geistigen Leistungen als auch alle Teilvermögen von der Förderung der Integration.

Therapiemethodik

Voraussetzung der sensorischen Integration ist das Empfinden-

Können von Stimuli, die sog. Sensorik unserer Sinnesorgane. Diese Stimuli, die sowohl vom eigenen Körper, aber auch von der Umwelt kommen, werden von den Sinnesorganen wahrgenommen, in Signale umgesetzt und dann über Nerven zum Gehirn geleitet. Dort erfolgt, wie schon an anderem Ort beschrieben, zunächst die Erfassung, Katalogisierung und Verarbeitung der eingegangenen Empfindungsinformationen. Diese Verarbeitung ist die Vorraussetzung für das Entstehen einer Reaktion, sei es in Form von Bewegung/Handlung nach außen (motorisch) oder in Form von inneren Veränderungen, wie z. B. Erröten, hoher Blutdruck (vegetativ).

Bei der Entwicklung des Menschen ist nun die Integration der verschiedenen Empfindungen im Arbeitsprozess des Gehirns notwendig. Nur so können Informationen aus der Umwelt aufeinander abgestimmt werden. Ist also entweder die Empfindung, Übermittlung oder Verarbeitung von Sinneseindrücken des Körpers nicht intakt bzw. nicht im Gleichgewicht, kommt es zu so genannten Wahrnehmungsstörungen, die sich unter anderem in Lese-/Rechtschreibschwäche äußern können. Eine Störung der sensorischen Integration liegt dann vor, wenn die einzelnen eingegangenen Informationen im Gehirn nicht aufeinander abgestimmt, also integriert werden können. Dabei unterscheidet man nach einer Theorie von Dr. Jean Ayres Kinder, die auf Informationen zu wenig, zu viel oder gestört reagieren.

Psychomotorik
(Von Jeanette Hindrichs)

Therapieansatz
Die Psychomotorik soll – ausgehend von den Stärken des Kindes, die es trotz aller Schwierigkeiten besitzt – in diesen elementaren Bereichen ansetzen und fördern. Über die Be-

wegung sollen dem Kind positive Erlebnisse vermittelt werden, die es in seiner Ich-, Sach- und Handlungskompetenz stärken und ihm somit zu immer neuen positiven Erfahrungen verhelfen.

Einsatzrahmen
Die Psychomotorik richtet ihr Augenmerk auf die Zusammenhänge von Wahrnehmung und Bewegung und setzt an dem Punkt an, an dem Probleme in Entwicklung und Verhalten auftreten.

Da in der Psychomotorik das Kind mit dem, was es an Erfahrungen und Fähigkeiten mitbringt, bejaht wird und der Druck, bestimmte Dinge in einer bestimmten Zeit oder Situation tun, lassen oder schaffen zu müssen, nicht besteht, wird dem ADS-Kind hier die Möglichkeit geboten, eine Alternative zum Alltag mit seinen stetigen Anforderungen zu finden. Dieses neue Erleben stärkt das Selbstwertgefühl und das Vertrauen in die eigenen Fähigkeiten. Das Kind macht positive anstatt – wie zuvor häufig – negative Erfahrungen. Die Vielfalt an Angeboten in der Psychomotorik ermöglicht eine individuelle Abstimmung auf jedes einzelne Kind: Ruhige und verträumte Kinder können ihre Fantasien in Rollenspielen und beim Erstellen von Bewegungslandschaften ausleben; unruhige Kinder verlangen eher nach Lauf- und Raufspielen, in denen – ohne sinnloses Toben – überschüssige Energien abgebaut werden können. Durch das Einhalten von Regeln lernen die Kinder, Strukturen als etwas Positives zu erleben, und im Miteinander-Spielen geschehen soziale Lernprozesse natürlich und selbstverständlich. Bei der Bewältigung einer Bewegungslandschaft wird vom Kind Konzentration verlangt. Aufbau und Beschaffenheit der Geräte setzen der Neigung zum Träumen oder bloßen Losstürmen natürliche Grenzen. Die Bewältigung einer Bewegungslandschaft mit geschlossenen Augen vermittelt dem Kind wieder andere Sinneseindrücke, die mehr im Taktil-

Kinästhetisch-Vestibulären liegen (Tiefensensibilität); darüber hinaus muss es einem anderen Kind vertrauen, wenn es durch den Parcours geführt wird. Das führende Kind wiederum muss vorausschauend planen und Verantwortung übernehmen sowie sich präzise verbal ausdrücken, um das »blinde« Kind zu leiten.

Es sei noch einmal betont, dass der Erfolg der Psychomotorik auf einer guten Beziehung zum Kind und der vollen Akzeptanz seiner Person aufgebaut werden muss. Spaß und Freude am gemeinsamen Tun sollten einen ebenso wichtigen Baustein bilden. Von diesem Fundament ausgehend, können Ziele gesteckt und langsam und kindgerecht angesteuert werden. Psychomotorik ist weder ein Ersatz für eine fundierte Diagnose noch eine Zauberformel, mit der man kleine Individuen in brave, liebe und ordentliche Kinder verwandeln kann. Sie will vielmehr einen Freiraum anbieten, in welchem das Kind einerseits »anders« sein darf, in dem es andererseits aber Wege aufgezeigt bekommt, wie es in seinem Anderssein mit den Anforderungen des normalen Alltags besser zurechtkommt.

Therapiemethodik
Psychomotorische Förderung geschieht in der Regel in Kleingruppen mit (im Idealfall) zwei Betreuern, von denen einer im psychomotorischen Bereich ausgebildet sein sollte. Bewegungsangebote gehen von den Stärken des Kindes aus und bieten ihm Möglichkeiten zum Experimentieren und freien Üben. Darauf aufbauend, wird in folgenden Bereichen gearbeitet:

Körpererfahrung, zum Beispiel:
– Körperwahrnehmung
– Körperschema
– Körperbild
– Körpererleben

- Körperhaltung
- Körperausdruck
- Sinnesschulung
  (optisch, akustisch, taktil, kinästhetisch, vestibulär)
- Selbststeuerung (Anspannung, Entspannung)
- gezielter Einsatz von Bewegungsmustern
- Selbsteinschätzung

Materialerfahrung, zum Beispiel:
- Erfassen von Materialeigenschaften
  (Funktion und Verwendungsmöglichkeiten)
- Auseinandersetzung mit der materialen Umwelt
- Gestaltung von Materialarrangements

Sozialerfahrung, zum Beispiel:
- Bewegung als Ausdrucksmöglichkeit
- Paar- und Gruppenbildung beim Spielen
- Tanz- und Darstellungsspiele
- Kommunikation
- Kooperation
- Soziale Wahrnehmung
- Einhaltung von Absprachen und Regeln
(Inhalte der Motopädagogik RBS Hkw)

Diese Grundinhalte werden Kindern in vielfältiger Weise bei Aktivitäten vermittelt, welche dem Alter und dem Entwicklungsstand angepasst sind und in einem strukturierten Stundenrahmen angeboten werden. Die Struktur soll dabei als Gerüst dienen, das dem Kind Orientierung bietet, ihm gleichzeitig aber genügend Freiraum für eigene, kreative Ideen lässt. Es muss kein »Trainingsziel« erreicht werden, sondern das Kind kann in seinem individuellen Lerntempo und seiner eigenen Intensität das Ziel ansteuern.

Gibt der Gruppenleiter beispielsweise das Trampolin als

Stundenthema vor, hat jedes Kind die Möglichkeit, das Gerät auf individuelle Weise zu »erobern«. Ein eher aktives Kind wird einfach hinaufspringen und erst dann bemerken, dass es seinen Körper jetzt anders steuern muss, als wenn es festen Boden unter den Füßen hat. Dagegen wird ein eher ruhiges und ängstliches Kind zunächst nur am Rande des Trampolins sitzen und die Bewegungen der anderen Kinder auf sich wirken lassen. Als Nächstes krabbelt es vielleicht hinüber. Es tastet sich Schritt für Schritt an das Gerät heran, bis es so viel Vertrauen in seine Fähigkeiten gewonnen hat, dass es beginnt, zu hüpfen. So lernt jedes Kind in seinem eigenen Tempo.

Rituale als Gliederung
Ein weiteres wichtiges Element einer Psychomotorikstunde sind Rituale, die die Stunde in Zeitabschnitte gliedern. Das Kind erhält dadurch eine Orientierung, ob es sich am Anfang, am Ende oder mitten in der Stunde befindet. Durch immer wiederkehrende Lieder, Spiele, Erzählrunden oder Entspannungsübungen lässt sich dies leicht organisieren. Begrüßung und Abschied setzen dabei markante Punkte und lehren soziale Umgangsformen. Wenige, aber sehr klar abgesprochene Regeln, die das soziale Miteinander erleichtern, sollten selbstverständlich und für die Kinder nachvollziehbar sein. Ebenso muss klar sein, was bei einem Regelbruch geschieht.

Jeanette Hindrichs ist Erzieherin, Motopädagogin, opti-mind-Coach und Verhaltenstherapeutin i.A. und arbeitet in der familienanalogen Betreuung.

Buchtipps:
Wolfgang Beudels/Rudolf Lensing-Conrady/Hans J. Beins, Das ist für mich ein Kinderspiel, Verlag modernes lernen – Borgmann, Dortmund 2003.

Thilo Fitzner/Werner Stark, ADS: verstehen – akzeptieren – helfen, Beltz, Weinheim 2000.

Andre Lapierre/Bernard Aucouturier, Die Symbolik der Bewegung, Reinhardt Verlag, München.

Cordula Neuhaus, Das hyperaktive Kind und seine Probleme, Urania, Stuttgart 2002.

Michael Passolt, Hyperaktive Kinder – psychomotorische Therapie, Reinhard Verlag, München 2003.

Eckhard Schiffer/Heidrun Schiffer, Nachdenken über Zappelphilipp. ADS: Beweg-Gründe und Hilfen, Beltz, Weinheim 2002.

Renate Zimmer, Handbuch der Bewegungserziehung, Verlag Herder, Freiburg 2002.

Reittherapie (Heilpädagogisches Reiten)

Therapieansatz

Ziel des Heilpädagogischen Reitens ist die Verbesserung der Wahrnehmungsfähigkeiten, der motorischen Fähigkeiten und der emotionalen Befindlichkeit des Kindes. Der dreidimensionale Bewegungsablauf des Pferdes im Schritt fördert den Gleichgewichtssinn sowie den Aufbau des Muskeltonus. Die Bewegungen und die Körperwärme des Pferdes kann das Kind voll wahrnehmen, da das Reiten ohne Sattel stattfindet.

Dem Wesen des Pferdes, seinem Körper und allen anfallenden Arbeiten wie Putzen, Füttern, Pflegen usw. wird der gleiche Stellenwert wie dem Reiten oder auch Führen zugemessen. Durch diesen ganzheitlichen Umgang mit dem Pferd können auch alle Lebensbereiche des Menschen angesprochen werden. Das Erleben mit dem Pferd bedeutet eine neue Chance der Kommunikation.

Einsatzrahmen

Reittherapie eignet sich für Kinder, deren Körperwahrnehmung gestört ist.

Ziele im Heilpädagogischen Reiten sind positive Veränderungen in den Bereichen Motorik, Körpergefühl, körperlich-seelische Verfassung, Sozialverhalten, Kontaktfähigkeit und Selbstbewusstsein. Koordination, Gleichgewicht, Wahrnehmung und Reaktion werden geschult. Auch Konzentration und Ausdauer werden gefördert.

Für Kinder, die therapiemüde geworden sind, stellt das Pferd oft eine hohe Motivation dar.

Therapiemethodik

Der Co-Trainer Pferd wird von den Kindern gern angenommen. Die Pferde sind sehr geduldig, haben aber auch feste Regeln, die ohne verbale Hinweise akzeptiert werden müssen (Eigenart des Pferdes). Die intensive Beziehung zu den Tieren wirkt in vielen Fällen heilsam. In der Therapie werden zusätzlich Wahrnehmungsdefizite erarbeitet.

Buchtipp:
Petra Wenzel, Auch Pferde können helfen. In: Thilo Fitzner/Werner Stark, ADS: verstehen – akzeptieren – helfen, Beltz, Weinheim 2000.

KAPITEL 10

Schule und ADS

Schule und ADS – das ist oft ein schwieriges Kapitel. Von ADS betroffene Kinder machen sehr häufig negative Schulerfahrungen: In unserem Schulsystem wird ihre Art zu denken und zu reagieren eben meistens nicht belohnt.

Wird ihre Art und ihr Verhalten im Kindergarten manchmal noch übersehen oder aufgefangen, fällt die Symptomatik (jedenfalls bei Kindern mit ADHS) schließlich spätestens mit Eintritt in die Schule auf. Die Kinder werden aufgrund ihrer motorischen Unruhe und ihrer Impulsivität schnell zum Störenfried in der Klasse und damit auch zum Außenseiter. Die hypokinetischen ADSler hingegen fallen nicht zur Last, aber sie gelten schnell als Träumer oder auch als »dumm«. Ihre nach innen gerichtete Art wird als Unfähigkeit gewertet, und da sie selten unterstützt und angemessen gefördert werden, sich zu äußern und zu beteiligen, ziehen sich viele immer mehr zurück.

Unser Schulsystem ist auf ADS-betroffene Kinder nicht wirklich vorbereitet.

Sie wiederholen häufiger Schuljahre, viele schaffen den Sprung zu höheren Schulen nur schwer oder gar nicht. Immer wieder landen Betroffene in »Sonderschulen« und zeigen geringere Leistungen, insbesondere im Bereich des Lesens und der Rechtschreibung.

Vielfältige Auslöser für Schulprobleme

Die Auslöser liegen sicherlich zum einen in den Aufmerksamkeitsstörungen, mit zunehmendem Alter spielen jedoch dann auch die Sekundärstörungen und die Auswirkungen negativer Erfahrungen eine wichtige Rolle:

- Verminderung des Selbstwertgefühls nach vielen Misserfolgserfahrungen
- geringere Leistungsmotivation
- Ängste und depressives Erleben
- Störungen im Sozialverhalten
- Stigmatisierung durch Lehrer und die daraus resultierende Resignation der Kinder
- häufig Ablehnung und Ausgrenzung in der Gleichaltrigengruppe und als Reaktion Rückzug, Aggression oder »Herumkaspern«

Und auch zu Hause hört der Kampf nicht auf: Dort beginnt die Zeit des »Hausaufgabendramas«.

Der Grundschulzeit kommt hier besondere Bedeutung zu: Macht ein Kind hier die Erfahrungen, in die Klasse integriert und leistungsfähig zu sein, ist der positive Einfluss auf das Selbstwertgefühl ungeheuer groß. Genauso groß ist aber auch der Schaden durch zu viele destruktive Erfahrungen.

Im Jugendalter vermindert sich die motorische Unruhe meist etwas. Die Aufmerksamkeitsstörungen bleiben jedoch bestehen. Nach Neuhaus wird die Symptomatik in ca. 40 % der Fälle durch aggressives, dissoziales Verhalten begleitet. Das ist verständlich: Wenn man bedenkt, dass die Pubertät und Vorpubertät auch Jugendlichen ohne ADS einiges an inneren und äußeren Schwierigkeiten bringt, wäre es ein Wunder, wenn gerade Kinder mit ADS emotional stabil und sozial unauffällig blieben. Sie unterliegen erheblichen Gefühlsschwankungen und einer leichten Beeinflussbarkeit, was auch zu erhöhtem Alkohol- und Drogenmissbrauch führen kann.

Lehrer und andere Bezugspersonen sind gefordert

Pädagogen behaupten, es gäbe ein untrügliches Anzeichen dafür, dass in einer Klasse ein oder mehrere ADS-Kinder sind: Die LehrerInnen zeigen Anzeichen von sehr großer Belastung. Eine junge Referendarin beschreibt ihr Erleben so: »Immer, wenn ich in dieser Klasse Unterricht hatte, reagierte ich mit jeder Menge Stress: Magenschmerzen, kalte Hände, Unruhe, Angstschweiß ... Ich hatte das Gefühl, niemals genug Fähigkeiten zu entwickeln, um meinen Beruf auszuüben. Denn ein einziges Kind brachte mich dazu, dass ich am liebsten geflüchtet wäre. Die Bemühungen, einen guten Unterricht zu gestalten, wurden durch die Störungen des Kindes immer wieder zunichte gemacht – seine Unruhe steckte irgendwann die ganze Klasse an, seine Wutanfälle, die Streitereien mit anderen Kindern machten mich fast wahnsinnig. Und meine Gefühle schwankten immer häufiger zwischen Resignation und Wut. Nichts, was ich versuchte, führte zu einer langfristigen Veränderung: Wäre es möglich gewesen, hätte ich sofort dafür gesorgt, dieses Kind aus meiner Klasse zu entfernen.«

ADS-Kind – gestresste Lehrer?

Weil die sonst erfolgreichen pädagogischen Strategien bei diesen Kindern kaum wirken, fühlt man sich als LehrerIn durch diese Schüler oft persönlich in Frage gestellt. Ist man vielleicht ein schlechter Lehrer, eine schlechte Lehrerin? Eigentlich ist es verständlich, dass sich Lehrer und Eltern so irgendwann wechselseitig die Schuld zuschieben. Von Lehrerseite ist zu hören, dass die Eltern in der Erziehung versagt haben. Die Eltern dagegen meinen, dass es am Lehrer liegt, weil er inkompetent ist und nicht richtig mit dem Kind umgehen kann. Damit beginnt häufig eine negative Beziehungsspirale, durch die die Belastung aller Beteiligten immer größer und die Zusammenarbeit immer schwieriger wird.

Lehrer-Schüler-Probleme

Hyperaktive Kinder und Jugendliche sind oft auf den ersten Blick sympathisch: Sie nehmen schnell Kontakt zu anderen Menschen auf, gehen offen auf Neue und Neues zu und haben Charme, Witz und »das gewisse Etwas«.

Aber immer wieder schwenkt dieser erste Eindruck um und die Kinder nerven die anderen mit ihrer Hektik, dem totalen Anspruch, ihrer Grenzenlosigkeit im Geben und Nehmen. Ihre Ablenkbarkeit und Sprunghaftigkeit verunsichert andere und die fehlende Einsicht in Spielregeln macht beginnende Freundschaften schnell kaputt. Dieses Phänomen macht auch vor Lehrern nicht unbedingt Halt: Nach der zwanzigsten Störung wird auch für sie aus dem »witzigen Kerlchen« ein »Störenfried«.

Wenn aus einem »witzigen Kerlchen« ein Störenfried wird ...

Viele ADS-Kinder haben Probleme, die Körpersprache der anderen zu lesen. Sie sehen nicht, wenn jemand genug hat, seine Ruhe will, anders beschäftigt ist. Sie erkennen oft nonverbale Signale und Körpersprache nicht und reagieren nicht entsprechend, was bei den anderen Kindern zu Ärger führt. Lehrer sind hier immer wieder gefordert, einzugreifen. Irgendwann allerdings hat auch der geduldigste Lehrer keine Lust mehr, »Schutzmann« zu spielen, wenn er den Eindruck gewinnt, dass die Kinder aus der Situation nichts lernen.

Oft wollen ADS-Kinder der »Chef« sein und damit die Regeln bestimmen. Zum einen haben sie ja auch wirklich viele neue und interessante Ideen, zum anderen verschaffen sie sich so einen Vorteil: Es fällt ihnen leichter, sich an eigene Regeln zu halten als an fremde ... Dieses Verhalten macht aber auch vor Lehrern nicht Halt: Widerstand, Ignorieren von Anweisungen usw. ziehen Lehrer immer wieder in Machtkämpfe hinein. Und wenn man sich darauf einlässt, eskaliert die Situation ganz schnell.

Durch Clownerie und fehlende Anpassung werden viele
ADS-Kinder zu Außenseitern. Wenn dann noch Leistungsver-
sagen und Ablehnung durch den Lehrer hinzukommen, finden sie keinen Rückhalt in der Klassengemeinschaft und werden isoliert.

Hypoaktive Kinder sind zwar unauffälliger, aber ihre Erfahrungen in der Schule können auf andere Weise genauso
schädlich sein wie die der hyperaktiven.

Hypoaktive Kinder verfügen meist über eine reiche Fantasie, erleben aber auch immer wieder »Black-out-Situationen«,
in denen gar nichts mehr geht. Anna (13 Jahre): »Wenn mich
ein Lehrer plötzlich was fragt, ist mein Kopf wie leer gefegt
und ich weiß gar nichts! Aber zu Hause ist alles
wieder da.« Von Lehrern und Mitschülern wer-   **Der »Träumer«**
den sie deshalb oft als dumm, verstockt oder   **gilt schnell**
uninteressiert eingestuft. Manchmal scheinen   **als »dumm«,**
verstockt oder
sie bei Aktivitäten regelrecht »einzuschlafen«:   **uninteressiert.**
Nach dem Sportunterricht sind schon alle an-
deren Kinder wieder angezogen, während das hypoaktive
ADS-Kind noch immer mit der ersten Socke in der Hand
dasitzt und vor sich hinstarrt. Die Reaktion der Umwelt ist
meist ungeduldig und abwertend: »Los, Transuse!« Deshalb
neigen auch hypoaktive ADSler dazu, eher Außenseiter zu
werden.

Abhängig von Beziehungen

ADS-Kinder und Jugendliche sind extrem abhängig von per-
sönlichen Beziehungen. Oft steht und fällt ihre schulische Beteiligung mit Sympathie oder Antipathie eines Lehrers. Das
wird auch in folgendem Bericht von Anna deutlich:

»Ich hatte in Mathe ewig einen Lehrer, der konnte mich
nicht leiden. Der nannte mich immer ›Fräulein von Traumver-

loren-Uninteressiert‹ und meinte, er sei schon froh, dass ich es irgendwie bis zum kleinen Einmaleins geschafft hätte. Im Unterricht habe ich auch wirklich nie was mitbekommen, auch wenn ich mich bemüht habe. Meine Gedanken sind immer weggedriftet, jede Ablenkung, jede Fliege an der Wand hat mich mitgenommen. Und irgendwann wollte ich auch gar nicht mehr zuhören. Zu Hause konnte ich vieles, aber in der Klasse nicht. Und dann ist in unsere Nachbarschaft ein junger Lehrer gezogen, auch Mathe, und der war zum Nachbarschaftsgrillfest eingeladen, das in unserem Garten stattfand. Und beim Grillen sind wir ins Gespräch gekommen und ich hab ihm erzählt, wie mies ich bin. Da meinte er: ›Quatsch, du bist ein kluges Mädchen, das merkt man doch sofort, wenn man mit dir spricht. Ich wette, du kannst das!‹ Und dann hat er mir so ganz nebenbei am Beispiel von Grillwürstchen und Salat erklärt, wie die Rechenart, die wir gerade in der Schule hatten, funktioniert. Und ich habe es sofort begriffen! ›Siehste!‹, hat er gesagt, ›du bist nicht doof, die haben dir das nur doof erklärt!‹ Jetzt gibt er mir Nachhilfe in Mathe, und darauf freu ich mich sogar immer. In der Schule bin ich viel besser geworden, obwohl ich da auch immer weniger weiß als zu Hause und auch oft nur sehr schwer aufpassen kann. Ich kann diesen Lehrer einfach nicht sehen! Aber mit meinem Nachhilfelehrer überleg ich immer, wie ich das hinkriege mit dem Aufpassen, und das hilft auch was. Zum Beispiel mal ich jetzt oft was zwischen den Zahlen, was dazu passt, was wir gerade machen. Und das geht besser. Ich schreibe jetzt auch sofort auf, welche Hausaufgaben ich machen muss, und so vergesse ich nicht so viel. Der Mathelehrer sagt jetzt häufiger Sachen wie: ›Na so was, Dornröschen wacht ja aus ihrem Matheschlaf!‹, weil meine Arbeiten besser werden.«

Was ist passiert? Das Kind, das häufig Misserfolge im Bereich des Lernens erfahren hat, wurde ermutigt und anhand von Beispielen an bewältigbare Aufgaben und Lernschritte

herangeführt. Durch das Analysieren der Lücken, durch das
Zerlegen in erreichbare Teilziele und kleine Lernportionen
und durch häufiges Wiederholen hat Anna erfahren, dass sie
mit ihren Bemühungen auch Erfolg haben kann (»Ich bin
nicht dumm!«). Dadurch wurden Hoffnung und auch Lern-
motivation geweckt.

Das passt zur Erfahrung vieler ADS-Kinder: Mit dem »richtigen« Lehrer klappt's plötzlich besser.

Ermutigungen und kleine, überschaubare Schritte, kleine
Lernportionen und häufiges Wiederholen schaffen Erfolgserlebnisse und damit Motivation.

Aber auch bei positiven Beziehungen können Schwierigkeiten entstehen. Die Kinder suchen häufig eine Person zum An-
lehnen und als Führer – das kann auch die Lehrerin oder der
Lehrer sein. Dadurch fixieren sie sich auf den Lehrer, erscheinen besonders anspruchsvoll und binden Aufmerksamkeit
und viel Zeit und beanspruchen ihn auch emotional sehr
stark:

- Bei Zuneigung und gutem Verhältnis suchen sie immer
  wieder Nähe, Extragespräche und besondere Zuwendung.
- Bei Abneigung provozieren und fordern sie die Lehrer stän
  dig heraus.

Ihr Verhalten wirkt immer auffällig und extrem, da sie mit der
Anpassung ihre Probleme haben. Sie leiden unter der Zurecht-
weisung kurz und heftig oder aber sie registrieren sie gar nicht.
Nachtragend sind sie jedoch nie. Die Beziehung ist sowohl im
positiven wie auch negativen Sinn immer sehr intensiv und
voller starker Gefühle.

Sind ADS-Kinder in ihrer Intelligenz eingeschränkt?

Nein, sie haben ebenso viel Gaben und genauso viel Intelligenz wie andere auch. Allerdings schaffen sie es oft nicht, ihr Leistungspotenzial voll auszuschöpfen, und erzielen deshalb nicht die eigentlich möglichen bzw. geforderten Leistungen.

Wie sieht das Leistungsverhalten der ADS-Kinder aus?

Wer das Leistungsverhalten von ADS-betroffenen Kindern beobachtet, ist oft erstaunt. Einmal liefert das Kind eine gute Arbeit ab und versagt beim nächsten Mal bei einer ähnlichen Aufgabenstellung völlig. Diese Beobachtungen können schnell zu dem Ergebnis: »Er/sie kann doch, wenn er/sie will!« führen. Aber diese Unterschiede sind selten willentlich gesteuert.

Wenn die Motivation für eine Sache gerade groß genug ist, können ADS-Kinder nämlich sogar ausgezeichnete Leistungen erbringen. Aufgrund ihrer meist kurzen Aufmerksamkeitsspanne tun sie sich aber gleichzeitig sehr schwer mit Aufgaben, die einen längeren zeitlichen Rahmen beanspruchen. Die berühmten »Fleißaufgaben«, besonders die, bei denen viele Informationen im Arbeitsgedächtnis abgespeichert werden, gelingen nicht so gut. Im Laufe einer längeren Aufgabe oder am späten Vormittag sackt das Leistungsniveau ab.

Ihre Bereitschaft, sich anzustrengen und Leistungen zu erbringen, ist mit starken Schwankungen verbunden. Das hat eine wichtige Wurzel im Mangel an der Fähigkeit, sich selbst zu steuern und mit Frustrationen umzugehen. Misserfolge schwächen die Motivation zusätzlich, so dass bestimmte Aufgaben gemieden werden.

Damit beginnt ein verhängnisvoller Kreislauf:

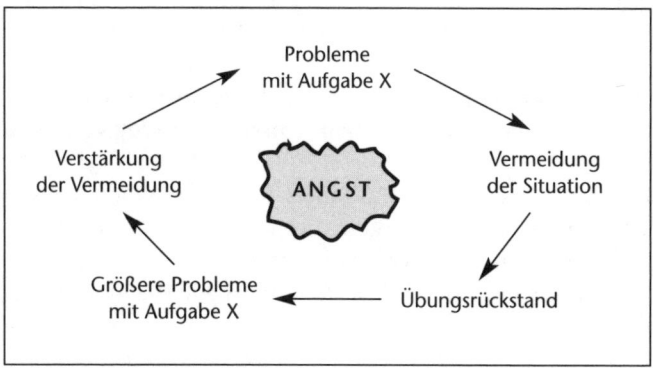

Eigene Lösungen

Eine Stärke dieser Kinder ist oftmals ihre Kreativität und die Fähigkeit, originelle Lösungen zu produzieren. Sie fallen auf durch fantastische Geschichten (gelegentlich auch durch Lügen), besonders blumige Aufsätze (leider oft unordentlich geschrieben), Erfindungen und technische Konstruktionen und ein Gefühl für Farben. Viele haben einen besonderen Sprachwitz, sie können Situationen treffend beschreiben und treffen oft »den Nagel auf den Kopf« – auch wenn die Situation nicht immer passend ist.

Viele sind musikalisch begabt und spielen überzeugend Theater – leider manchmal auch im »wirklichen Leben«.

Diese Art der Kreativität wird allerdings von Lehrerinnen und Lehrern oder von Klassenkameraden nicht immer geschätzt, weil sie oft deren Erwartungen und Vorstellungen nicht entspricht. Jannik: »Die sagen, ich würde immer eine Extrawurst haben wollen – stimmt aber gar nicht!«

Haben die Kinder die Möglichkeit, ihr kreatives Potenzial

mit einzubringen, steigert sich ihre Leistungsfähigkeit oft ungemein, ja, die Kinder werden sogar zum »Motor« einer ganzen Gruppe und halten die anderen mit bei der Stange.

Wichtig für Lehrer: Werden Sie sich bewusst, welches Bild Sie von einem Schüler haben. Unser Bild prägt Verhalten mit!
Es passiert häufig, dass ADS-Kinder ihrer Umwelt auf die Nerven gehen. Das ist verständlich: Viele von ihnen sind sehr begabt darin, genau »das Falsche« zu tun.

Machen Sie sich aber klar: Die Kinder sind nicht allein dafür verantwortlich, wie sie von uns wahrgenommen werden –

Der »Käfig« unserer Erwartungen lässt uns selektiv wahrnehmen. Wir sehen nur noch, was zu unserem inneren Bild auch passt.

wir entscheiden mit, welches innere Bild wir von ihnen entstehen lassen. Und das Bild, dass wir von einem Kind haben, hat Auswirkungen: **Es wird das Kind mit formen.**

Gesprächspsychologen (allen voran Friedemann Schulz von Thun in seinem Buch »Miteinander reden«) beschrieben vor einigen Jahren eine innere Entwicklung, die von Thun den »Käfig der Erwartungen« nannte.

Ein Beispiel: Jannik ist ein hypoaktives Kind, ein so genannter »Träumer«. Im Unterricht sieht er stundenlang aus dem Fenster, spielt versunken mit seinen Fingern, schaukelt auf dem Stuhl hin und her.

Wenn Sie dieses Verhalten beobachten, haben Sie die freie Auswahl, wie Sie es interpretieren möchten:

- »Mein Unterricht interessiert ihn nicht!«
- »Er ist nicht intelligent genug, den Stoff zu begreifen!«
- »Als ADSler driftet seine Aufmerksamkeit ab.«

Wenn Sie die einzelnen Sätze durchgehen, werden Sie bemerken, dass sie unterschiedliche Gefühle auslösen.

- Ärger, weil er es nicht für nötig hält, aufzupassen, oder auch Minderwertigkeitsgefühle, weil Sie nicht fesselnd genug unterrichten
- Resignation, weil es sowieso nichts bringt, oder auch Mitleid mit dem überforderten Kind
- Aufmerksamkeit und Problembewusstsein

Je nach Gefühl werden Sie sehr unterschiedlich reagieren und damit wieder unterschiedliche Reaktionen beim Kind erzeugen:

- Wenn Sie Ihren Ärger zeigen und schimpfen, erzeugt das wahrscheinlich Gegenaggression, Wut oder Schuldgefühle.
- Ihr Mitleid ist nicht immer der beste Berater, denn so handeln Sie evtl. nicht klar und konsequent genug.
- Und Resignation nimmt Ihnen, genau wie dem Kind, Mut und Kraft.

Man spricht hier von einer **Wahrnehmungskette**:

Ich nehme etwas wahr (z. B. das Verhalten des Kindes).

Ich interpretiere das Wahrgenommene (»Darum geht's!«).

Ich fühle aufgrund meiner Wahrnehmung.

Ich handle aufgrund meines Gefühls.

Meine Interpretationen scheinen mir meist ganz logisch und damit »wahr«. In Wirklichkeit haben sie viel mit mir zu tun: mit meinem Wissen, meinen Werten, meinen Zielen, meinen Vorerfahrungen, meiner Persönlichkeit ...

Sind mir bestimmte Dinge schon häufiger aufgefallen, springen sie mir in der nächsten Situation schon sehr früh ins Auge: Wenn ich z. B. innerlich schon darauf warte, dass ein Kind zappelig wird, bemerke ich natürlich auch kleine Anzeichen schon früh. Die nachfolgenden Interpretationen werden dann auch irgendwann automatisiert, z. B. »Der will mich schon wieder ärgern!«. Wenn ich meine Wahrnehmungen und meine Interpretationen nicht immer wieder überprüfe, werden die dazugehörenden Gefühle irgendwann meine Dauerbegleiter.

Meine Reaktion ist die Grundlage einer neuen Wahrnehmungskette bei meinem Gegenüber: »So bist du!«

In diesem Stadium funktioniert mein Gehirn nur noch selektiv: Ich nehme verstärkt die Dinge wahr, die meine Sicht bestätigen (»Schon wieder!«), und blende unbewusst Dinge aus, die in eine andere Richtung gehen (»Ausnahmsweise war er heute mal erträglich, aber kurz vor Schluss kam natürlich wieder mal eine Chaotenaktion. Wäre ja auch zu schön gewesen!«). So wird der Blick für positive Ansätze oder Entwicklungen immer weiter getrübt. Weil ich vor allem die Probleme bemerke, reagiere ich auch überwiegend auf Probleme. So verstärke ich unbewusst negatives Verhalten durch Aufmerksamkeit.

KAPITEL 11

Was Lehrer tun können

Von Hans-Martin Kögler

- Ein ADS-Kind braucht die Unterstützung eines guten Teams aus Eltern, Arzt/Therapeut und Lehrern. Sehen Sie sich als Teammitglied und tauschen Sie sich mit Ihren »Teamkollegen« aus, wenn das möglich ist.
- Informieren Sie sich über ADS.
- Lesen Sie sich die Abschnitte »Was Eltern selbst tun können« durch und fragen Sie sich selbst: Wie sieht es aus mit meiner Gelassenheit? Setze ich genug Regeln? Sage ich deutlich, was ich erwarte? Ist mein Unterricht strukturiert? Bin ich in meinen Reaktionen verlässlich und klar? All das tut nicht nur ADSlern gut ...
- ADS-Kinder kann man und sollte man gezielt fördern. Eltern wie Lehrer können das gesondert mit einzelnen Kindern, in der Kleingruppe oder in der ganzen Klasse tun. Auch für »normale« Kinder sind solche Übungen sehr hilfreich. Zudem fühlen sich ADS-Kinder nicht diskriminiert, wenn die anderen mitmachen (müssen).

ADS-Kinder in der Grundschule: Aufmerksamkeitstraining praktisch

Mit einer angemessenen Strukturierung der Lernumgebung kann Kindern mit ADS die für sie nötige Steuerungs- und Lernhilfe gegeben werden.

Das Klassenzimmer sollte deshalb neben ausreichenden Freiräumen Arbeits- und Spielzonen anbieten, in die sich die Schüler zurückziehen können.

Besondere Bedeutung kommt der Reduktion von Umwelt-reizen zu, da es Grundschülern mit ADS außerordentlich schwer fällt, ihre Wahrnehmung gezielt auf eine Tätigkeit zu richten und dabei andere Umweltreize auszuschalten bzw. nicht zu beachten.

Es ist deshalb einleuchtend, den Arbeitsplatz der Kinder übersichtlich zu gestalten und darauf zu achten, dass z. B. die Sitzplätze einer klaren Ordnung unterliegen und Tische von störenden Gegenständen befreit werden. Unstrukturiertes Chaos erhöht die Ablenkbarkeit und somit die Unaufmerk-samkeit der von ADS betroffenen Kinder.

In manchen Büchern wird übrigens empfohlen, einer Reiz-reduktion jeden Schmuck (z. B. auch Fensterbilder) zum Opfer fallen zu lassen und alle Schranktüren geschlossen zu halten. Im Einzelfall mag das hilfreich sein, meist muss man aber ne-ben den Bedürfnissen der ADS-betroffenen Kinder auch an die der »normalen« denken.

Um Ablenkung zu vermeiden, kann man einem ADS-be-troffenen Kind auch einen Sitzplatz direkt am Lehrerpult zu-weisen. Das hilft dem Kind und macht es einfacher, bei Stö-rungen rasch einzugreifen.

Zeitliche Strukturierung

Siehe dazu auch Kapitel 8: Struktur ist wichtig: Vom konsequenten Handeln
Grundschüler mit ADS benötigen eine klare zeitliche Strukturierung ihres Tagesablaufs. Da-zu gehört, dass die Schulzeit von »Ritualen« und festen Regeln geprägt wird, an denen sich die Kinder orientieren können. Darüber hinaus ist es hilfreich, Anfang und Schluss bestimmter Ar-beits- oder Unterrichtsphasen durch akustische Signale zu kennzeichnen.

Eine zeitliche Strukturierung sollte das individuelle Arbeits-
tempo und die Aufnahmefähigkeit der Kinder berücksichtigen. Insofern ist die Tendenz, Klingelzeichen in der Schule ab-
zuschaffen, für ADS-Kinder keine Hilfe.

Im Unterricht müssen nach Konzentrationsphasen auch
Pausen eingeplant werden, um Schülern mit Konzentrations-
problemen die Möglichkeit zur Erholung zu geben.

Zeitliche Veränderungen im Unterricht bringen die Struktur von ADS-Kindern durcheinander und müssen so früh wie
möglich angekündigt sein. Die Kinder reagieren auf plötzliche
Veränderungen oft mit Stress und müssen sich auf eine Unterbrechung der täglichen Routine erst einstellen.

Inhaltliche Strukturierung

Die Strukturierung der Lerninhalte orientiert sich am Lernniveau und an der vergleichsweise kurzen Aufmerksamkeitsspanne der Kinder. Die Bedürfnisse von Kindern mit ADS
werden berücksichtigt, indem differenzierte und auf die individuellen Fähigkeiten des Kindes abgestimmte Unterrichtsinhalte einer Überforderung vorbeugen sollen. Die Strukturierung der Unterrichtsinhalte, wie z. B. die Untergliederung des
Unterrichtsziels in kleine, überschaubare Teilziele, hängt eng
mit dem Unterrichtsstil des Lehrers zusammen bzw. wird erst
durch diesen ermöglicht.

Weitere Tipps für Lehrer

■ Der Lehrer sollte auf jeden Fall die Fähigkeiten und Schritte des betroffenen Kindes beachten und positiv verstärken. Nur durch Erfolgserlebnisse kann einem Kind mit
ADS zum Ausbruch aus dem Kreislauf der Symptome, der

sozialen Verhaltensschwierigkeiten, der negativen Etikettierungen und ständigen Misserfolgserlebnisse verholfen werden.

■ Zu einem aufmerksamkeitsfördernden Lernverhalten gehört die Einführung von klaren Regeln in der Klasse. Gemeinsam mit den Schülern vereinbart der Pädagoge, welche Konsequenzen »Regelverstöße« nach sich ziehen sollen.

■ Gern machen auch ADS-Kinder bei Übungen zum Aufmerksamkeitstraining mit. Gutes Material dazu bietet zum Beispiel das Marburger Verhaltenstraining (Dieter Krowatschek, ADS und ADHS – Diagnose und Training, Materialien für Schule und Therapie, Verlag modernes lernen Borgmann, 2003).

■ Durch strukturierende Bewegungsreize (z. B. Bewegungsspiele) kann man – nicht nur – ADS-Kindern eine Freude machen. Bewegungsreize sind wichtig, damit Kinder einen Ausgleich für die häufigen Bewegungsverbote im Schulalltag finden.

■ Die regelmäßige Kontrolle der Hausaufgaben und der Heftführung gehört mit zu einer klaren Struktur des Unterrichts.

■ Bei übermäßiger Erregung eines ADS-Kindes ist es manchmal hilfreich, es aus der Situation bzw. der Klasse zu nehmen, um ihm die Möglichkeit zu geben, ruhig zu werden.

■ Besser ist es, wenn der Lehrer möglichst früh eingreift: Oft genügt ein kurzer Körperkontakt und der Hinweis: »Stop, pass auf, gleich geht es los!«, um klare Grenzen zu setzen und das Kind zu beruhigen. Der Lehrer sollte sich in der Beziehung zum Kind »liebevoll stur« verhalten, damit das Kind in der Lage ist, sich an feste Strukturen zu gewöhnen und so aus seinem eigenen Chaos herauszukommen. »Sachlichkeit auf der Basis von Annahme mit der

Kommen Sie dem Kind entgegen – reagieren Sie frühzeitig auf sich anbahnende Schwierigkeiten.

Gleichförmigkeit eines festen Rahmens ohne Überforde-
rung und das Aufzeigen von Lösungsmöglichkeiten statt
Schuldzuweisungen ist mit Sicherheit der beste Weg«. (C.
Neuhaus, 1994)

Förderung in der Gruppe

Nachlegen von Figuren
Mit dem Tageslichtprojektor werden für kurze Zeit Strichbilder
an die Wand projiziert. Die Schüler versuchen dann, die ge-
zeigten Figuren mit Stäbchen nachzulegen, ohne dass sie die
Vorlage sehen können.

Bilder betrachten
Bei dieser Übung betrachten die Kinder zusammen mit ihrem
Lehrer ein Bild. Danach bespricht man die vom Bild ausgelös-
ten Eindrücke, Bilder und Ideen.

Fehler herausfinden
Der Lehrer erzählt eine Geschichte, in der Fehler eingebaut
sind. Die Kinder sollen die Fehler herausfinden, sich merken
und benennen können.

Eigenverantwortliche Übungen

Im Unterricht
Ein wichtiger Gesichtspunkt beim Aufmerksamkeitstraining
ist, die Kinder oder Schüler anzuregen und zu befähigen, eigen-
verantwortlich ihre Konzentration zu steigern.
  Eine für den Unterricht geeignete Selbstübung ist beispielsweise das intensive Einprägen einer bestimmten Anzahl von
Sätzen, die der Lehrer im Laufe des Unterrichts sagt. Die Übung

hat nicht nur dann ihren Zweck erfüllt, wenn der Schüler die Sätze wortwörtlich wiedergeben kann, sondern schon dann, wenn der Konzentrationsversuch an sich stattfindet und sich kleine Erfolgserlebnisse einstellen.

Außerhalb des Unterrichts

Auf einem Lerngang oder dem Schulweg sollen sich die Kinder für ein paar Minuten die in einem Schaufenster ausgestellten Gegenstände genau anschauen und einprägen. Beim Weitergehen versuchen sie sich dann an die einzelnen Gegenstände zu erinnern.

Vorbildfunktion

»Meine Kinder kann man kaum erziehen – die tun ja doch immer, was sie bei mir sehen.«

Bei allen Maßnahmen zum Training der Aufmerksamkeit muss sich der Lehrer oder müssen sich die Eltern ihrer Vorbildfunktion bewusst sein. Grundschulkinder beobachten das Verhalten der Erwachsenen erstaunlich genau und ahmen es erstaunlich genau nach. Insbesondere Kinder mit ADS sollten sich am Verhalten des Lehrers orientieren können. Das gilt sowohl für dessen Sozialverhalten als auch für Verhaltensweisen, die der Förderung der Aufmerksamkeit dienen sollen.

Erwartet der Lehrer beispielsweise, dass alle störenden Gegenstände vom Tisch eines Schülers verschwinden sollen, darf er selbst keine Unordnung auf seinem Lehrerpult haben. Auch beim Konzentrationstraining muss der Lehrer mit gutem Beispiel vorangehen. Er muss motivieren, anleiten, loben und bestimmte Elemente (z. B. Strategien zur Selbststeuerung) in sein Verhaltensrepertoire aufnehmen.

Aufmerksamkeitsförderung durch Freiarbeit

Die Freiarbeit im Sinne Maria Montessoris hat zum Ziel, dass sich das Kind zu einem selbstbestimmten Menschen entwickelt. Voraussetzung ist eine »vorbereitete Umgebung«, die durch eine Atmosphäre des Vertrauens, das Bestehen eines anerkannten Ordnungsrahmens und das Vorhandensein geeigneten »Entwicklungsmaterials« gekennzeichnet ist.

Dem Lehrer kommt die Aufgabe einer zurückhaltenden Beobachtung, der (An-)Leitung, der Hilfe und der Vermittlung zwischen Schülern und dem Material zu. Dies alles soll vorsichtig, mit dem nötigen Einfühlungsvermögen und vor allem mit Liebe und Achtung vor dem Kind geschehen.

Um eine vorbereitete Umgebung zu schaffen, müssen das für die Freiarbeit bereitgestellte Material und möglicherweise die gesamte Umgebung (Raumgestaltung, Einrichtung des Klassenzimmers) des Schülers bestimmte Kriterien erfüllen: Sie sollen Aktivität ermöglichen, sollen durch ihre Ästhetik zum Arbeiten motivieren, sollen die Möglichkeit zur selbstständigen Fehlerkontrolle einschließen.

Für ADS-Kinder ist es wichtig, dass das Material nur begrenzt vorhanden ist. Doch auch »normale« Kinder sehnen sich bei der Vielzahl der auf sie einströmenden Einflüsse unbewusst nach Ordnung, nach überschaubaren Strukturen, an denen sie sich orientieren können.

Die Freiarbeit nach Maria Montessori ist geprägt durch die freie Wahl von Material, Arbeitsdauer, Arbeitsplatz und Partner. Gerade durch die freigestellte Wahlmöglichkeit werden die Bedürfnisse von Grundschülern mit ADS beachtet:

- Weil die freie Auswahl des Materials die individuellen Interessen und den individuellen Entwicklungsstand des Kindes berücksichtigt, können sich auch Kinder mit ADS motivieren und konzentrieren.

- Durch die freie Wahl der Arbeitsdauer wird eine Anpassung an die gegenwärtige Konzentrationsfähigkeit ermöglicht.
- Die freie Auswahl des Arbeitsplatzes trägt dem Aktivitätsdrang der Kinder Rechnung.
- Die Möglichkeit zur freien Partnerwahl fördert soziales Verhalten und schafft Situationen, in denen soziales Lernen stattfinden kann.
- Durch die Wiederholung bestimmter Übungen, die Montessori besonders wichtig sind, kann weitere Konzentration erreicht werden, die andere Umweltreize nebensächlich werden lässt und in manchen Fällen fast zu einer völligen Ausblendung der Umgebung führen kann.

»Hilf mir, es selbst zu tun!« Der Leitsatz von Maria Montessori: »Hilf mir, es selbst zu tun«, beschreibt das grundlegende Prinzip der Freiarbeitsmethode, gilt im Grunde aber für alle erzieherischen Bemühungen im Elternhaus und in der Schule.

Bewegungsanlässe in der Grundschule

Spiele und andere Bewegungsanlässe können das Befinden von Kindern mit ADS verbessern, ihnen die Möglichkeit zur Selbstfindung und zur Selbststeuerung geben sowie die Voraussetzungen für die selbstständige Auswahl und Regulierung von Reizen schaffen.

Der schulische Alltag ist fast durchgängig durch ein konsequentes Bewegungsverbot belegt. Das erschwert hyperaktiven Kindern das Schulleben ungemein. Vorstrukturierte, vom Lehrer angeregte oder eingeräumte Bewegungsanreize schaffen gerade für sie einen wichtigen Ausgleich zu den Bewegungsverboten.

Beim Sich-Bewegen können alle Grundschulkinder Mut und (Selbst-)Vertrauen entwickeln. Es gestaltet sich nicht einfach, Bewegungsmöglichkeiten im schulischen Alltag umzusetzen bzw. anzubieten. Organisationsabläufe und bauliche Gegebenheiten setzen enge Grenzen. Trotzdem finden einfallsreiche Pädagogen immer wieder Anlässe, Spiel- und Bewegungseinheiten in der Schule zu realisieren. Beispielhaft hierfür können Projekte wie »Bewegungstheater« oder die aktive Gestaltung der Pausen genannt werden.

Bewegungsbaustellen

Nahezu ideal für das Ausleben des kindlichen Bewegungsdranges ist das Einrichten so genannter »Bewegungsbaustellen«.

Mit Reifen, Hängematten und Tüchern, Brettern, Kästen, Drehscheiben, Schaukeln und großen Turnmatten wird eine Bewegungslandschaft geschaffen, in der die Kinder toben, hüpfen, bauen, spielen, schaukeln, springen, aber auch träumen und sich ausruhen können.

Schon die Bezeichnung »Bewegungsbaustelle« weist auf den Sinn und Zweck der Einrichtung hin: Neben vielfältigen Bewegungsanlässen besteht die Möglichkeit, aus verschiedenen **Bewegungsanlässe aktiv gestalten und strukturieren** Materialien Autos, Burgen, Höhlen und viele andere Dinge zu bauen. Demnach sollen durch die Bewegungsbaustellen sowohl großräumige Bewegungen und die Wahrnehmung als auch die schöpferische Handlungsfähigkeit der Kinder angeregt werden.

Beim individuell gesteuerten Bewegen und Bauen können Grundschüler Alltagserfahrungen durchspielen und verarbeiten. Durch die soziale Interaktion und Kooperation beim Bauen und Bewegen bekommen sie Gelegenheit, zahlreiche Sozialerfahrungen zu machen. Die dauerhafte Einrichtung einer

»Bewegungsbaustelle« fordert ein entsprechendes Platzangebot und scheint an den meisten Grundschulen aufgrund des Raum- bzw. Platzmangels nicht durchführbar zu sein. Eventuell könnten aber im Rahmen des Sportunterrichts entsprechende Bewegungs- und Spielräume angeboten werden.

Bewegungsspiele

Bewegungsspiele im Klassenzimmer können den Unterricht auflockern und das Bewegungsbedürfnis der Kinder wenigstens teilweise befriedigen. Einige Beispiele sollen hier kurz vorgestellt werden:

»Feuer-Wasser-Blitz«

Die Kinder laufen im Klassenzimmer herum. Ruft der Lehrer »Feuer!«, müssen sie so schnell wie möglich in eine Ecke des Raumes »flüchten«. Bei »Wasser!« setzen sich alle auf die Stühle, um der Gefahr des »Hochwassers« zu entkommen. Beim Ruf »Blitz!« hocken sich die Kinder zum Schutz gegen das Unwetter auf den Boden.

Bewegungsspiele tun nicht nur ADS-Kindern gut.

»Geräuschverfolgung«

Bei diesem Bewegungsspiel soll gleichzeitig die auditive Wahrnehmung der Grundschüler gefördert werden. Die Schüler suchen sich jeweils einen Spielpartner. Ein Kind muss die Augen schließen und den Geräuschen (z. B. Händeklatschen) folgen, die sein Spielpartner erzeugt. Günstigerweise sollte die Lehrkraft den Spielpaaren unterschiedliche Bereiche im Klassenzimmer zuweisen, um gegenseitige Störungen gering zu halten.

»Blättertanz«

Dieser Bewegungsanlass dient der Entspannung.

Jeder Schüler bekommt ein Laubblatt und legt dieses auf seine offene Hand. Während sich die Kinder zu den Klängen beruhigender Musik durch das Klassenzimmer bewegen, soll das Blatt nicht verloren gehen.

»Zeitlupe«

Dieses Spiel hat zum Ziel, die Brems- und Steuerungskräfte der Kinder zu mobilisieren.

Dabei werden die Schüler aufgefordert, sich so langsam wie möglich durch das Klassenzimmer zu bewegen.

Motivierend und entspannend

Der Einsatz von Spielen in der Schule, insbesondere während des Unterrichts, wird von manchen Fachleuten kritisch gesehen. Trotz all ihrer Argumente ist und bleibt das gemeinsame Spiel von Schülern in der Grundschule sinnvoll und notwendig. Es dient nicht nur der Entspannung, der Auflockerung des Unterrichts und der Erholung von schulischen Anforderungen, sondern kann auch den Lernprozess durch das Einbeziehen bzw. Vermitteln von Unterrichtseinheiten unterstützen.

Die motivierende Wirkung kann die Aufmerksamkeit von Kindern mit und ohne ADS erhöhen.

Aktive Pausengestaltung

Hilfreich ist auch eine aktive Pausengestaltung. Das kann beispielsweise durch Bewegungsspiele in den kleinen Pausen und/oder durch Bereitstellung verschiedener Spielmaterialien in der großen Pause verwirklicht werden.

Hans-Martin Kögler ist Lehrer und hat sich schon während seines Studiums ausführlich mit ADS und Hyperaktivität befasst. Die hier veröffentlichten Texte sind schon als Aufsatz in der Zeitschrift »Glaube und Erziehung« erschienen (Verlag Lehrer- und Erziehergemeinschaft in Württemberg e.V., 72657 Altenried, Schulhaus).

Buchtipps:
Die Bewegungsbaustelle – Gestaltung und Wirksamkeit frei zugänglicher Bewegungsangebote für hyperaktive Kinder. In: Michael Passolt (Hrsg.), Mototherapeutische Arbeit mit hyperaktiven Kindern, Reinhard Verlag, München 1996.
Maria Montessori, Kinder sind anders, dtv, München 1997.

Welche weiterführende Schule kommt für ADSler in Betracht?

ADS-betroffene Kinder sind keineswegs auf eine bestimmte Schulart festgelegt – sie können jede Schulart wählen, die ihrer Begabung entspricht. Leider bringt es nicht unbedingt Erleichterung, eine Schulart zu wählen, die weniger fordert. Denn das Problem besteht ja nur sehr selten in einer niedrigen Intelligenzleistung, sondern in den ADS-Symptomen. Und die können überall auftreten und Probleme machen.

Schulerfolge erleben die Kinder meist dann, wenn die Zusammenarbeit zwischen Familie und Schule klappt und wenn in der Klasse genug Struktur und genug anregende Lernimpulse mit einer positiven Lehrer-Schüler-Bindung verknüpft sind.

Was müssen Lehrkräfte berücksichtigen, wenn sie wissen, dass ein Kind von ADS betroffen ist?

Geht eine Lehrkraft im Unterricht von den Prinzipien des gehirngerechten Lernens aus, tut das den »Normalen« genauso gut wie den ADS-Betroffenen.

Hirngerechtes Lernen

Nur ein kleiner Teil der Datenmenge, die wir täglich aufnehmen, wird vom Menschen benötigt, um sich in seiner Umgebung zurechtzufinden. Wenn wir alle Informationen verarbeiten und auf Dauer speichern wollten, wäre eine Orientierung nicht mehr möglich. Vergessen ist damit an sich nichts Negatives, sondern ein für uns lebensnotwendiger Prozess. Das Gedächtnis ist ein wichtiger Filter, der uns vor Datenmüll und Überforderung schützt.

Das Gedächtnis hat seine ganz eigene Ordnung.

Die Auswahl und Speicherung der Informationen geschieht in mehreren Schritten. Daher unterscheidet man drei Gedächtnissysteme:

1. das Ultrakurzzeitgedächtnis (UZG)
2. das Arbeits- oder Kurzzeitgedächtnis (KZG)
3. das Langzeitgedächtnis (LZG)

Das Ultrakurzzeitgedächtnis (UZG)

Im Ultrakurzzeit- oder auch »sensorischen Gedächtnis« werden alle eintreffenden Sinnesreize etwa ein bis zwei Sekunden gespeichert.

Nur ein Bruchteil dieser Informationen wird ans Kurzzeitgedächtnis weitergereicht; viele werden ignoriert bzw. gelöscht, andere ausgewählte hingegen werden weitervermittelt.

Für den Organismus lebenswichtige Informationen werden
z. B. sofort weitervermittelt, ebenso wie alle Reize, für die eine
hohe eigene Aufmerksamkeit besteht.

Von einigen Wissenschaftlern werden die Begriffe Ultrakurzzeitgedächtnis, Kurzzeitgedächtnis und Langzeitgedächtnis anders
verwendet als oben beschrieben. Doch wie auch immer man das
Gedächtnis fasst, der Prozess der Speicherung bleibt derselbe.

Das Kurzzeitgedächtnis (KZG)

Das Kurzzeitgedächtnis erhält nur die Informationen, denen im
Ultrakurzzeitgedächtnis genügend Aufmerksamkeit zuteil wurde. Hier werden sie zunächst für etwa 20 Sekunden gespeichert.

Im Kurzzeitgedächtnis geschieht jetzt ganz Ähnliches wie
im Speicher vorher: Daten, die nicht genug Beachtung finden,
werden gelöscht. Das bedeutet, dass der größte Teil der Informationen nicht weiter bearbeitet wird, nur ein kleiner Rest
wird ans Langzeitgedächtnis weitergegeben.

Das Kurzzeitgedächtnis wird auch »Arbeitsgedächtnis« genannt, weil es das einzige Gedächtnissystem ist, in dem Daten
bewusst verarbeitet werden. Korrekturen im Gedächtnis können nur hier vorgenommen werden. Bewusst verarbeitetes
Material hält sich wesentlich länger als 20 Sekunden im Kurzzeitgedächtnis.

Das Arbeitsgedächtnis kann man sehr gut mit einer Sortier-
anlage vergleichen. Die eintreffenden Daten werden mit Informationen aus dem Langzeitgedächtnis verglichen, die dazu
ins Kurzzeitgedächtnis zurückgeholt und dort bewusst gemacht werden. Wenn Sie zum Beispiel eine Rechenaufgabe
lösen, erfordert das den Abruf der entsprechenden Formeln
aus dem Langzeitgedächtnis.

Dieser Abgleich von neuen Informationen mit bereits gespeicherten durch das Kurzzeitgedächtnis ist von enormer Bedeutung für den Erfolg des Lernens.

Lässt sich der Lerninhalt in ein schon vorhandenes Netz von Informationen eingliedern, wird er leichter behalten. Deswegen ist es vernünftig, Lernstoff gut zu strukturieren. Die neue Information verstärkt dann sozusagen das schon vorhandene Informationsnetz.

Das Langzeitgedächtnis (LZG)

Hier werden die neuen Informationen dauerhaft gespeichert. Leider sind sie aber nicht jederzeit problemlos abrufbar. Je häufiger gespeicherte Informationen aufgerufen werden, umso leichter sind sie verfügbar. Wissen, das nur selten benötigt wird, wird zum passiven Wissen und gleitet schließlich ins Unbewusste ab.

Im Langzeitgedächtnis werden die abgelegten Inhalte nach ihrer Bedeutung geordnet.

Man unterscheidet das »deklarative« und das »prozedurale« Langzeitgedächtnis. Das deklarative Gedächtnis speichert fakten- oder ereignisbezogene Informationen, die Personen, Gegenstände oder Orte betreffen. Faktenbezogene Daten werden im semantischen Gedächtnis abgelegt, ereignisbezogene im episodischen. Das prozedurale Gedächtnis speichert vor allem motorische Fertigkeiten (Bewegungsmuster) wie zum Beispiel Laufen, Radfahren oder Schwimmen.

Das Gedächtnis hat keinen festen Ort

An vielen verschiedenen Stellen des Gehirns sind Gedächtnisinhalte gespeichert. So befinden sich sprachliche Informationen in einem anderen Bereich als akustische oder visuelle.

Dies bedeutet, dass unser Wissen nicht an demselben Ort abgespeichert ist, sondern über unser Gehirn verteilt abgelegt wurde. Bei Bedarf werden die vielen Einzelinformationen (Form, Bezeichnung, Geruch usw.) wieder zusammengepuzzelt.

Wie funktioniert die Speicherung?

Die Information trifft in Form eines Reizes auf eine Sinneszelle, die ihn als elektrischen Impuls an eine Nervenzelle (Neuron) weiterleitet. Wird ein bestimmter Energiewert überschritten, gibt diese Nervenzelle den Reiz über einen faserartigen Fortsatz, das Axon, an ein oder mehrere andere Neuronen weiter, die ihn ihrerseits ebenfalls weiterleiten können. Die Information hinterlässt dabei charakteristische Spuren. Durch häufiges »Nachziehen« dieser Spuren verstärken sich die Verbindungen (Synapsen) zwischen den betreffenden Zellen. Es entsteht ein bleibendes Muster, die Information ist gespeichert.

Für das Lernen bedeutet dies: Damit sich der Lernstoff im Gedächtnis einprägt, muss er häufig wiederholt werden!

Methylphenidat und verwandte Wirkstoffe wirken auf die Hirnchemie undermöglichen damit u. a. eine bessere Informationsspeicherung.

Daraus ergeben sich folgende Lern-Leitsätze:

- Je besser ein Lernstoff strukturiert ist, umso besser kann er behalten werden.
- Wiederholungen sind wichtig. Sie sorgen dafür, dass die synaptischen Bahnen (Engramme) so stabil werden, dass sie jederzeit aktiviert und damit die gespeicherten Informationen erinnert werden können. Stellen Sie sich einen »Trampelpfad« vor, der durch häufige Benutzung immer mehr zu einem Weg wird – das ist ein gutes Bild für diesen Vorgang.
- Das Lernen fällt leichter, wenn verschiedene Sinne daran beteiligt werden.
- Lernen sollte in kleinen Häppchen erfolgen, die gut verdaut werden können. Zu viel Lernstoff auf einmal mindert den Lernerfolg.

- Negative Gefühle behindern das Lernen. Darum lernt man unter Stress und Druck schlechter als in einer positiven und entspannten Haltung.

- Natürlich stören auch körperliche Phänomene wie Krankheit, Erschöpfung, Müdigkeit das Lernen.

Diese Leitsätze gelten für alle Kinder.

Was bedeutet das für die Arbeit mit ADS-Kindern?

Das Abspeichern von Informationen im Gedächtnis kann durch eine Reihe von Faktoren beeinträchtigt werden. Ein ADS-betroffenes Kind hat es oft sehr schwer, Lernerfolge zu erzielen, da sein Gehirn bei der Speicherung ständig »Daten verliert« oder den Zugang zu schon abgespeicherten Informationen verwehrt. Zudem wird es immer wieder von nur schwer zu steuernden Gefühlsschwankungen beeinflusst, die das Lernen zusätzlich erschweren. Gefühle haben einen enormen Einfluss auf den Lernvorgang. Für das Lernen gilt: Negative Gefühle wie Angst, Unlust oder Sorge und Stress mindern den Erfolg. Hingegen wird der Stoff besonders gut aufgenommen, wenn er mit positiven Gefühlen verbunden wird.

> Die Gefühle entstehen in einem Teil des Gehirns, der »limbisches System« genannt wird. Er hat die Aufgabe, eintreffende Informationen zu bewerten, ihre Wichtigkeit zu prüfen und somit eine angemessene Reaktion des Menschen auf den entsprechenden Reiz zu organisieren. So bekommen Informationen auch immer eine »Gefühlsbewertung«. Die mit positiven Gefühlen verbundenen Informationen werden leichter behalten. Eine positive emotionale Besetzung des Lernstoffs ist deshalb für das Behalten wichtig!

Kinder lernen also am besten in einer entspannten, positiven und anregenden Atmosphäre. Das Problem ist nur: ADS-Kinder sind stärker als die anderen auf einen solch entspannten Lernraum angewiesen, sorgen aber gleichzeitig oft durch ihr eigenes Verhalten dafür, dass Spannungen und Stress auftreten, und provozieren damit viele negative Reaktionen ihrer Umwelt auf sich.

Sehr gutes Material für Lehrer finden Sie im »Marburger Verhaltenstraining«, im »Marburger Konzentrationstraining« und in: Dieter Krowatschek, Überaktive Kinder im Unterricht, alles im Verlag modernes lernen – Borgmann, Dortmund.

Herausforderung für Lehrer: positiv und konsequent

Die Aussage eines Lehrers macht die Herausforderung deutlich: »Am Anfang habe ich versucht, X irgendwie im Zaum zu halten. Klappte nicht, die Probleme wurden immer größer. Am Ende hatte ich das Gefühl, ich achte mit einem Auge immer auf ihn und warte auf die nächste Katastrophe. Dann habe ich mich mit Literatur zum Thema ADS befasst und dachte: ›Okay, ignorier einfach Kleinigkeiten‹, und habe versucht, alles, was klappt, zu loben. Das war schon etwas besser, machte aber andere eifersüchtig. Jetzt endlich bin ich auf den Trichter gekommen: Wir brauchen Absprachen in der Klasse, die für alle gelten. Klassenregeln, die genau formulieren, was erwartet wird, z. B. ›Melde dich, wenn du etwas sagen willst. Warte, bis du dran bist.‹ Oder: ›Bleib auf deinem Platz, bis das Aufstehen erlaubt ist.‹ Wir haben die Regeln in der Klasse miteinander entwickelt, alle haben sich bereit erklärt, sich an unsere Regeln zu halten, und sie stehen groß an der Wand. So habe ich klare Bedingungen, die allen Kindern gut tun und auf die ich mich immer wieder beziehen kann. Es gibt immer noch Probleme, aber ich fühle mich viel entspannter und die Kinder ebenfalls. Ich habe mir auch angewöhnt, viel stärker als früher über Lob zu steuern. Wenn es zum Beispiel unruhig wird und ich um Ruhe bitte, lobe ich die Kinder, die zuerst ruhig sind: ›Super, zwei sitzen schon wieder. Ah, jetzt sind es schon drei‹ usw. Das klappt gut, denn die Kinder wollen zu denen gehören, die gelobt werden.«

- **Lob** ist ein sehr wichtiges Instrument im Umgang mit ADS-lern – und mit anderen Kindern ebenso. Zensuren sind meist viel zu weit weg, als dass ein ADS-Kind wirklich Zusammenhänge mit seiner Leistung erkennen würde. Da bleibt meist einfach nur das Gefühl: »Ich bin schlecht.« Loben Sie bei ADSlern auch den Versuch, etwas zu tun: sich zu konzentrieren, sich im Zaum zu halten usw.

- Bei Schwierigkeiten reagieren Sie **ruhig und sachlich.** Versuchen Sie, sich nicht in Wut bringen zu lassen. Wiederholen Sie ruhig und bestimmt, was Sie erwarten: »Setz dich wieder hin. Danach können wir weiterreden.« Formulieren Sie immer ein Ziel, nicht etwas, was vermieden werden soll. Also nicht: »Hör auf zu zappeln!«, sondern: »Setz dich ruhig hin!« Das Gehirn hat ein Problem mit Verneinungen. Stellen Sie sich einmal vor, Sie nehmen sich beim Skifahren fest vor: »Ich will auf keinen Fall gegen den Baum da unten fahren!« Mit Sicherheit werden Sie den Baum ständig im Blickfeld behalten und den freien Raum daneben nur nebenbei bemerken. So ist es auch, wenn wir versuchen, ein Problem zu vermeiden: Es ist immer präsent und »zieht mich« unbewusst in seine Richtung. Deshalb: Beschreiben Sie, was Sie wollen, und nicht, was Sie nicht wollen. Im Konfliktfall ist es wichtig, einen Kontakt mit dem Kind herzustellen. Fördern Sie z. B. Augenkontakt,

> **Sagen Sie, was Sie wollen – nicht, was Sie nicht wollen.**

ohne jedoch darauf zu bestehen, oder nehmen Sie kurz Körperkontakt auf.

■ **Auch ältere Kinder brauchen Bewegungsanlässe.** Der Drang nach Bewegung hört nicht mit der Grundschulzeit auf. Versuchen Sie, in den Unterricht Möglichkeiten zur Bewegung und zum Platzwechsel einzubeziehen. Auch »revolutionäre« Methoden, wie z. B. die Ersetzung der Bestuhlung durch Sitzbälle, machen es – wenn auch in kleinem Rahmen – möglich, dass sich die Kinder nicht nur während der Pausen, sondern auch im Unterricht bewegen (dürfen).

Zum Schluss: Es kann Kindern mit ADS einen motivierenden Bewegungsanlass geben, wenn man ihnen bestimmte organisatorische Aufgaben – wie zum Beispiel das Bedienen des Tageslichtprojektors oder das Aufräumen der Sportgeräte – überträgt.

■ **Zu viel Lernstoff mindert den Lernerfolg!** Lernt man zwei Lektionen hintereinander, hemmt die eine jeweils die Aufnahme der anderen. Je ähnlicher sich die Inhalte der beiden Lektionen sind, desto stärker sind die Interferenzen: Es kommt zu einer Ähnlichkeitshemmung. Selbst das Wiederaufrufen eines bereits gespeicherten Stoffs kann durch einen vorangegangenen Lernvorgang gestört werden. Besonders schwierig wird das Lernen, wenn es die Korrektur einer bereits früher gespeicherten Fehlinformation bedeutet. Dies ist mit erhöhtem Arbeitsaufwand verbunden, weil eine bereits vorhandene, falsche Assoziation eine richtige stört. Diese Tatsachen wirken sich auf ADS-Kinder noch verheerender aus. Also brauchen sie kleine »Wissenshäppchen«, sonst schalten sie oft ab. Gleichzeitig sind aber auch genügend Reize nötig, um bei der Stange zu bleiben. Das bedeutet: Nur ein gut vorbereiteter Unterricht verspricht, ein ruhiger Unterricht zu werden!

■ **Auch beim Lesen** haben manche ADSler Schwierigkeiten, weil sie zu viel Text auf einmal aufnehmen und nicht verarbeiten können. Hier kann es helfen, sich aus Pappe eine Art von Guckfenster zu schneiden, in dem man immer nur nur einen kleinen Textausschnitt lesen kann. So ist die Verarbeitung leichter möglich.

■ Achten Sie auf ein angemessenes Lernumfeld. Für hyperaktive Kinder sollte der Sitzplatz zum Beispiel nach Möglichkeit vorne, in der Nähe des Lehrers, allein oder neben einem ruhigen Mitschüler und nicht am Fenster sein. Der Platz ermöglicht es auch eher, bei impulsiven Ausbrüchen des ADHS-Kindes besser zu helfen und kurzfristig sowie unauffällig zu reagieren. Ein hypoaktives Kind braucht ein anregenderes Lernumfeld – hier ist ein lebhafter, aber freundlicher Sitznachbar oft sogar anregend. Für beide gilt aber: Nur das für die aktuelle Stunde benötigte Material darf jeweils auf dem Tisch liegen. Durch die Nähe zum Kind kann der Lehrer dem Kind Hinweise geben, wenn es wegdriftet. Er kann Zeitablaufhinweise geben. Er kann checken, ob die Aufgabenstellung richtig verstanden wurde, und vieles mehr.

Wie verhalte ich mich als Lehrer, wenn ein Kind im Unterricht Medikamente nehmen muss?

Lehrkräfte unterliegen hier der Schweigepflicht – deshalb ist eine medikamentöse Therapie an sich kein Thema für die Klasse. Allerdings sind einige Kinder auf Medikamentendosierungen eingestellt, die es nötig machen, auch während der Unterrichtszeit Medikamente zu nehmen: Und das fällt den anderen ja meist auf. Es ist klar, dass die Kinder nicht vor anderen bloßgestellt werden dürfen. Ebenso sind Kommentare, die sich auf die Therapie beziehen, zu vermeiden. Also auch, wenn Sie mit einer Medikamentengabe nicht einverstanden sein sollten, ist das Kind der falsche Adressat für Ihre Bedenken – und die Klasse natürlich noch mehr.

Für LehrerInnen sind folgende Punkte wichtig:

■ Sie sollten die regelmäßige Medikamenteneinnahme unterstützen, wenn dies erforderlich ist.

■ Bleiben Sie in enger Kooperation mit den Eltern (Vertrauensverhältnis aufbauen) und melden Sie Beobachtungen aus dem Klassenzimmer an sie zurück (z. B.»Alex scheint zwei Stunden nach der Medikamenteneinnahme schlagartig zu ermüden.«).

■ Wenn Sie das Bedürfnis haben, sich mit den Therapeuten des Kindes abzustimmen oder sich von dort Tipps für den Unterricht zu holen, muss die Einwilligung der Eltern eingeholt werden. Diese Absprachen müssen schriftlich erfolgen und zu den Akten genommen werden. Datenschutz! Besser wäre es sicherlich noch, die Eltern zu bitten, ein gemeinsames Gespräch Eltern-Lehrer-Therapeut anzuregen.

■ Um die therapeutische Behandlung in der Klasse zu thematisieren, z. B. vor Klassenfahrten oder wenn es in der Klasse Schwierigkeiten und Gerede gibt (»Du spinnst ja, du musst schon Medizin für Verrückte einnehmen!«), muss zuvor auch mit dem betroffenen Kind eine Einigung erzielt werden.

Die leidigen Hausaufgaben

Hausaufgaben haben ihren Sinn: Sie sind im Allgemeinen zur Nach- oder Vorbereitung des Unterrichtsstoffs gedacht.

Sie sollten durch die Schüler ohne außerschulische Hilfe in angemessener Zeit zu bewältigen und in Umfang und Schwierigkeit dem Alter und Leistungsvermögen der Schüler angepasst sein. Die tägliche Gesamtbelastung der Schüler sollte beim Stellen von Hausaufgaben berücksichtigt werden.

Leider ist das gar nicht so einfach: Denn das Lernen fällt

nicht allen Kindern gleich leicht, und es gibt in jeder Klasse einige Schüler, die Nachmittag für Nachmittag am Schreibtisch verbringen und sich durch den Schulstoff quälen.

Was können Lehrer tun?

Hausaufgaben müssen sorgfältig in die Unterrichtsplanung einbezogen sein und sollten die Schüler nicht am Ende jeder Stunde »überfallen«. Die Hausaufgaben müssen sich aus dem Gang des Unterrichts ergeben. Was zu Hause geübt oder erarbeitet werden soll, braucht auch im Unterricht schon Raum zur Erprobung. Das hilft auch dem Lehrer, denn so kann er leichter abschätzen, ob die Aufgaben genügend verstanden wurden.

Hausaufgaben sollen nicht mit mechanischer Regelmäßigkeit erteilt werden, sondern nur, wenn sie unter den unterrichtsgemäßen Gesichtspunkten notwendig und in Hinsicht auf Aufwand und Nutzen sinnvoll sind.

Wenn Sie Hausaufgaben aufgeben, sollten diese auch kontrolliert werden. Dabei reicht es bei Übungsaufgaben aber in der Regel, wenn die Erfüllung der Aufgabe positiv belohnt, aber nicht zensiert wird. Hier eignet sich z. B. ein Punktesystem: Aufgabe erledigt = 1 Punkt. Für ADS-Kinder ist es hilfreich, die Punkte immer sofort und sichtbar zu geben (z. B. Aufkleber auf Wandzeitung).

> Hausaufgaben sollten immer kontrolliert werden.

Was können Eltern tun?

Machen Sie sich nicht zum »Hausaufgabendompteur«. Treffen Sie mit Ihrem Kind Absprachen, was es tun kann, um sich möglichst selbstständig an die Arbeit zu machen und diese auch durchzuziehen.

Sehr oft entwickeln sich die Hausaufgaben zu einem richtigen Kampfplatz zwischen Eltern und Kindern: Sie dauern unglaublich lange und enden oft mit Tränen. Wenn sich hier zwischen Ihrem Kind und Ihnen ein »Kampfritual« gebildet hat, haben Sie schlechte Chancen, daran viel zu ändern. Hilfe: eine Hausaufgabenhilfe von außerhalb oder die Teilnahme Ihres Kindes an einer Hausarbeitsgruppe.

Lernprobleme: Teilleistungsschwächen

Zusätzlich zur Aufmerksamkeitsstörung liegen häufig weitere Teilleistungsstörungen vor. Hier sind insbesondere Störungen der visuellen oder akustischen Wahrnehmungsdifferenzierung und der Steuerung der Feinmotorik zu nennen. Die Folge sind Schwierigkeiten in der Graphomotorik (Grapho = Schrift, Motorik = Bewegung), was sich in einem unregelmäßigen, schlechten Schriftbild äußert. Besonders schwerwiegend sind Lese-/Rechtschreibschwäche und Rechenschwäche, insbesondere wenn sie kombiniert auftreten.

Legasthenie – die Lese-/Rechtschreibschwäche

Was ist ein Legastheniker?

Als »Legastheniker« bezeichnet man heutzutage allgemein Menschen, die überdurchschnittliche Schwierigkeiten beim Erlernen des Lesens und/oder der Schriftsprache haben, obwohl sie über eine »normale« Intelligenz verfügen. In den meisten Fällen haben die betroffenen Kinder nicht nur mit dem Schreiben große Probleme, sondern entwickeln auch gegen das Lesen eine Abneigung, da es ihnen sehr schwer fällt. Im Laufe der Schulzeit wirkt sich die Legasthenie auf fast alle Schulfächer aus, da das Lesen und Schreiben zentraler Bestandteil aller Fächer ist.

Und was ist Legasthenie?

Legasthenie ist eine resistente Störung (Sprachentwicklungs-störung), deren Hauptmerkmal eine ausgeprägte Beeinträchtigung der Entwicklung der Lese- und Rechtschreibfähigkeit ist. Mit einer präzisen Diagnostik, einer klaren Lernstrategie und einem einfühlsamen Unterrichtsstil können Legastheniker ihre Schwierigkeiten Schritt für Schritt überwinden.

Wann wird Legasthenie festgestellt?

Legasthenie wird in der Regel während der Schulzeit festgestellt. Es gibt einen Test, der schon im Vorschulalter auf eine Legasthenie Hinweise gibt – das »Bielefelder Screening«. Ab der ersten Klasse erzielt man zurzeit mit der »Hamburger Schreibprobe« gute Einsichten in den Schriftsprach-Entwicklungsstand der Grundschüler. Besonders förderbedürftige Kinder werden hiermit gut erkannt. Die Schulen bzw. die Lehrkräfte sind gehalten, den besonderen Förderbedarf der Kinder per Klassenkonferenz festzustellen und ihnen Förderunterricht zu erteilen. Dieser Förderunterricht muss dokumentiert werden und nach Absprache mit den Eltern wird die Rechtschreibnote vorerst ausgesetzt. In Hessen ist dies derzeit z. B. bis einschließlich der 10. Klasse möglich Der nächste Erlass sieht sogar einen Notenschutz bis zum Abitur vor. Leider passiert es immer wieder, dass Legasthenie zu spät oder gar nicht erkannt wird.

Legasthenietherapie

Eine Legasthenietherapie stellt das legasthene Kind in den Mittelpunkt der Förderung und arbeitet mit dessen positiven Ressourcen. Die Therapie erstreckt sich in der Regel über zwei Jahre und bezieht LehrerInnen und Eltern regelmäßig in die Entwicklung mit ein. In unserem Konzept (AG Päd. Lernförderung e.V.) wird anfangs einzeln gearbeitet, später auch in kleinen Gruppen von bis zu drei Kindern, im Durchschnitt zwei Stunden pro Woche. Das verwendete Fördermaterial richtet sich nach den Bedürfnissen der Kinder. Auf eine Stärkung des Selbstbewusstseins und der Motivation der Schüler wird sehr viel Wert gelegt. Rund 70 % der Legastheniker in unserer Einrichtung sind Jungen.

Dyskalkulie – die Rechenschwäche

Was ist eine Dyskalkulie?

Von einer »Dyskalkulie« spricht man, wenn über einen längeren Zeitraum allgemeine und hartnäckige Schwierigkeiten beim Erlernen mathematischer Zusammenhänge auftreten. Dyskalkulie wird in der Regel während der Schulzeit festgestellt. Typische Zeitpunkte sind die 3./4. Klasse. Leider gibt es im Gegensatz zur Legasthenie noch (ist laut Kultusministerium aber in Arbeit) keine Verordnung des Kultusministeriums zum Umgang mit Dyskalkulie an Schulen. Häufig wird Dyskalkulie aus Unkenntnis nicht erkannt.

Wie sollte die Therapie aussehen?

Eine Dyskalkulietherapie stellt das Kind in den Mittelpunkt der Förderung und arbeitet mit dessen positiven Ressourcen. Die Therapie erstreckt sich in der Regel über zwei Jahre und bezieht LehrerInnen und Eltern regelmäßig in die Entwicklung mit ein. Es wird einzeln oder in Kleinstgruppen gearbeitet, im Durchschnitt zwei Stunden pro Woche.

Kosten der Therapien?

Ist eine Legasthenie oder Dyskalkulie sehr ausgeprägt, so dass eine drohende seelische Behinderung befürchtet werden muss, so ist eine außerschulische, individuelle Förderung und Therapie notwendig. Mit einer fachärztlichen Diagnose und einer Stellungnahme des/der zuständigen Lehrers/Lehrerin können die Erziehungsberechtigten versuchen, die Übernah-

me der Kosten für eine Dyskalkulietherapie beim Jugendamt
nach den Richtlinien des neuen KJHG (Kinder- und Jugendhilfegesetz) über den § 35a erstattet zu bekommen. Es gibt auch
einige Krankenkassen, die die Zahlung übernehmen.

Informationen: Adressen, Buchtipps, Linktipps

Büchertipps

Rainer Dürre, Legasthenie, das Trainingsprogramm für Ihr Kind,
   Verlag Herder, Freiburg 2000.
Agnes Ebhardt, Fröhliche Wege aus der Dyskalkulie, Verlag moder-
   nes lernen – Borgmann, Dortmund 2002.
Karin E. Krüll, Rechenschwäche – was tun?, Ernst Reinhardt Verlag,
   München 2000.
Ingrid M. Naegele/Renate Valtin (Hrsg.), LRS – Legasthenie in den
   Klassen 1–10. Schulische Förderung und außerschulische Thera-
   pien, Beltz, Weinheim 2001.
Ingrid M. Naegele/Renate Valtin (Hrsg.), LRS – Legasthenie in den
   Klassen 1–10. Grundlagen und Grundsätze der Lese-Rechtschreib-
   Förderung, Beltz, Weinheim 2003.
Rolf Rörig, Mathematik mangelhaft, Rowohlt Verlag, Reinbek 1996.

Linktipp Legasthenie und Dyskalkulie

www.lernfoerderung.de

Büchertipps für Erzieher, Lehrer und Therapeuten zum Thema ADS in Kindergarten und Schule

Elisa Diekemper/Uta Reimann-Höhn, Rituale geben Sicherheit, Ver-
   lag Herder, Freiburg 2001.
   Rituale sind gerade für kleine Kinder sehr hilfreich und wichtig – das
   Buch gibt sehr gute Hinweise für die Gestaltung solcher Rituale.

Manfred Döpfner/Stephanie Schürmann/Jan Frölich, Therapieprogramm für Kinder mit hyperkinetischem und oppositionellem Problemverhalten (THOP), Beltz Psychologie Verlagsunion, Weinheim 2002.
THOP ist eines der anerkanntesten Therapieprogramme in Deutschland. Das Programm ist gut und schlüssig aufgebaut und gut umsetzbar.

Margarete Imhof/Klaus Skrodzki, Aufmerksamkeitsgestörte, hyperaktive Kinder und Jugendliche im Unterricht, Auer Verlag, Donauwörth 2001.

Fritz Jansen/Uta Streit, Eltern als Therapeuten. Ein Leitfaden zum Umgang mit Schul- und Lernproblemen, Springer-Verlag, Berlin 1992.
Das Material bezieht sich nicht nur auf ADS-betroffene Kinder, bietet aber doch sehr gute Ansätze zur Veränderung bei Schul- und Lernproblemen.

Dieter Krawatschek, ADS und ADHS – Diagnose und Training. Material für Schule und Therapie, Verlag modernes lernen – Borgmann, Dortmund 2003.

Wolf W. Wolfram, Hyperaktive und unruhige Kinder im Kindergarten, Verlag Herder, Freiburg 1999.
Gutes Material für Erzieher.

Linktipps

www.lernfoerderung.de
Eine Fundgrube an Material für Eltern und Erzieher, auch zum Thema Legasthenie und Dyskalkulie, und Adressen von LerntherapeutInnen.

www.crea-lern.de/
Material zur Hilfe bei Lese-/Rechtschreibschwächen

www.lernfoerderung.de/
Infos über Lernmaterial und Adressen für Lernförderung: AKTION: LERNEN

www.hyperaktiv.de
Bietet unter anderem Tipps für Lehrer zum Umgang mit ADS-Kindern in der Klasse – fundiert, gut geschrieben.

Zusätzliche Linktipps Legasthenie und Dyskalkulie:

www.crealern.de

www.lehrerfreund.de/paedagogik/ads_legasthenie/

Weitere Seiten von Uta Reimann-Höhn:
www.familienhandbuch.de/cmain/f_Aktuelles/a_Haeufige_Probleme/s_575.html

Eine Seite des Schulpsychologischen Dienstes für Eltern
www.schulpsychologie.de/frames/start_eltern.htm

Kostenlose Online-Spiele zum Üben und Ausdrucken Dyskalkulie).
www.tintenklex-software.de

Schullinks

Für Jugendliche, die ihre individuellen Stärken nicht ausbilden und ihr Potenzial nicht umsetzen konnten. Und die nun das Bedürfnis haben, sich aus der daraus entstandenen Schulmüdigkeit, Motivations- und Orientierungslosigkeit zu befreien, kann evtl. eine andere Schule hilfreich sein.

Auslandsjahr in der Schweiz: Casa Oliva bietet Mädchen und Jungen im Alter von 13 bis 16 Jahren eine neue Herausforderung an.
www.casaoliva.ch

Private Ergänzungsschule nach §§ 13 ff. PschulG, kleine Klassen (8 Schüler höchstens), Lernstrategientraining
www.kurpfalz-internat.de

Linktipps für Lehrer:

Eine Schule mit durchdachtem Konzept
www.schulzentrumsassenburg.de/ADS/ADS.htm

Infos von den europäischen ADS-Pionieren
Dipl.-Psych. Piero Rossi, CH-Lenzburg
Dr. med. Martin Winkler, Lünebrug
www.adhs.ch/add/pauker.htm
www.adhs.ch/add/lehrertipps.htm

Schulspychologischer Dienst Detmold
www.ads-hyperaktivitaet.de/Schule/ html

110 Wege, um Kindern mit ADS beim Lernen zu helfen
(sehr Praxisbezogen!)
www.adhs.ch/add/lehrertipps.htm

Rechenschwäche-Studie:
Fehler bei Tests in 2. Klasse in Berlin, Brandenburg und Bayern
www.ztr-rechenschwaeche.de

Lernstörungen:
www.grundschule.com/lernstoe.htm

Adressen

Bundesarbeitsgemeinschaft zur Förderung der Kinder und
Jugendlichen mit Teilleistungsstörungen (MCD/HKS) e.V.
Postfach 450246
50877 Köln
Tel.: 0221/4995998

SeHT Selbstständigkeitshilfe bei Teilleistungsschwächen e.V.
Niedererdstraße 105
67071 Ludwigshafen
Tel.: 0621/6858842

KAPITEL 12

Medikamentöse Therapie:
Ritalin & Co

Rund zehn Millionen Kinder weltweit erhalten zur Therapie ihrer ADS-bedingten Symptome den Wirkstoff Methylphenidat, wie er u. a. in dem populären Medikament Ritalin, aber u. a. auch in Medikinet enthalten ist. Besonders in der Bundesrepublik ist ein klarer Aufwärtstrend zu verzeichnen. In deutschen Praxen hat sich die Zahl der Verordnungen von Ritalin und vergleichbaren Präparaten seit 1994 verzehnfacht. Und das nicht ohne Grund. Denn für viele Kinder – und dies lässt sich nicht bestreiten – scheint diese unter das Betäubungsmittelgesetz fallende Psychostimulans tatsächlich ein Segen zu sein. Wenngleich Methylphenidat, das Mitte der 50er Jahre zunächst als rezeptfreies Antidepressivum und als Appetitzügler in Deutschland auf den Markt kam, »keine Wunderdroge ist«, so gelingt es

ADS-Medikamente: »Chemischer Maulkorb« oder notwendige Hilfe?

doch, die ADS-typischen Verhaltensstörungen – Hyperaktivität, Konzentrationsstörungen, Impulsivität – stark herabzusetzen und damit eine wesentliche Grundlage für eine erweiterte Gesamttherapie, für die es laut Herstellerangaben eingesetzt werden soll, bereitzustellen. Ritalin, betont Dr. Joan Baizer, Professorin für Physiologie und Biophysik an der University at Buffalo/USA, sei »extrem wirksam und vorteilhaft«.

Dennoch ist der Einsatz von Methylphenidat durchaus umstritten. Sehr unterschiedliche fachwissenschaftliche Standpunkte und Studienergebnisse u. a. über Langzeitfolgen und Nebenwirkungen liefern noch kein einheitliches, tatsächlich verlässliches Bild. Inzwischen ist die Wirkung von Methylphenidat ausführlich erforscht, die Diskussion über neurochemische und neurobiologische Zusammenhänge bzw. Ursachen geht aber munter weiter, und neuere Erkenntnisse warnen vor weitreichenderen Nebenwirkungen, als bisher angenommen.

Wichtig: Die medikamentöse Therapie allein ist niemals ausreichend, sondern nur, wie der Diplompsychologe und ADS-Spezialist Bernhard Klasen bemerkt, »Teil einer multimodalen Gesamtbehandlung«.

Kleine Ritalin-Geschichte

Der in Ritalin enthaltene Wirkstoff Methylphenidat gehört zur Gruppe der Amphetamine und ist pharmakologisch eng mit Kokain verwandt, wird jedoch im Gegensatz zu den meisten anregenden Substanzen nicht in illegalen Labors produziert. 1946 entstand Methylphenidat im Rahmen eines Syntheseprogramms im Hause des Arzneimittelkonzerns Ciba-Geigy (bzw. Novartis) – sein Entdecker, der Arzneimittelchemiker Leandro Panizzon, der in den 30er Jahren bereits erfolgreich die Verbindung Meroquinolamid synthetisiert hatte, die 1936 als Esidron auf den Markt kam, war ursprünglich auf der Suche nach einem verlässlichen Muntermacher, der »besser und länger als Koffein wirkt, ohne die negativen Eigenschaften der Amphetamine aufzuweisen«. Das Ergebnis des (damals von Arzneimittelchemikern häufig durchgeführten) Selbstversuchs erwies sich jedoch zunächst als wenig viel versprechend – Panizzon empfand den Effekt als zu schwach. Ganz anders seine Frau Marguerite (Rita), die die Substanz mit Erfolg zur Verbesserung sportlicher Leistungen beim Tennisspiel einsetzte – und so verwundert es nicht, dass Panizzon die Substanz schließlich auf den heute gebräuchlichen Handelsnamen Ritalin taufte. Damals war also noch gar nicht daran gedacht, Methylphenidat als Medikament gegen die Symptome einzusetzen, die wir heute bei ADS-betroffenen Kindern vorfinden. Das Krankheitsbild »ADS« mit Hyperaktivität, Impulsivität und leichter Ablenkbarkeit war damals weitgehend unbekannt. Nach einer pharmakologischen Prüfung wurde es zunächst als »mild wirkendes Psychostimulans« eingestuft; 1954 schließlich kam das Präparat als Psychotonikum auf den deutschen und den schweizerischen, 1956 auf den amerikanischen Arzneimittelmarkt. Beworben wurde es als Psychotonikum, »das ermuntert und belebt – mit Maß und Ziel«, wie es damals hieß. Ritalin hebe »die seelische Leistungsbereitschaft – ohne Euphorisierung und bei ausgezeichneter Verträglichkeit«. Kurzum: Es sei das Mittel der Wahl nach »durchwachter, durchgrübelter Nacht«. Man vertrat allgemein die Auffassung, »dass Methylphenidat eine Mittelstellung zwischen Koffein und Weckaminen einnehme«, allerdings wirke Ritalin milder und länger als Koffein und die Weckamine und führe nicht zur Gewöhnung. In den Folgejahren ging man zunächst relativ sorglos mit Ritalin um. So war es 1954 – zu dieser Zeit u. a. auch als Antidepressivum und Appetitzügler eingesetzt – in deutschen Apotheken rezeptfrei zu haben. Dr. Hermann Römpp ordnete es in seinem Chemie-Lexikon in die Reihe der Tonika ein, neben Koffein, Lecithin und Malzextrakt. In der Schweiz war Ritalin zunächst der verschärften Rezeptpflicht unterstellt und wurde später den Betäubungsmitteln gleichgestellt. Schweden nahm es 1968 wegen des Verdachts erhöhten Suchtpotenzials vom Markt. In den USA geriet Ritalin erst ab Beginn der 80er Jahre ins Kreuzfeuer der Kritik, als die medikamentöse Therapie in der Kinderpsychiatrie höchst kontrovers diskutiert und von einigen Gruppen, u. a. von der Scientology-Kirche, öffentlich gebrandmarkt wurde. Schließlich wurde die Substanz auch von der US-Drogenszene entdeckt und missbraucht. Amerikanische Teenager konsumierten Ritalin als leicht zu beschaffende Party-Droge

(»Billig-Koks«), an High-Schools wurde es als »Vitamin R« bekannt. Ciba-Geigy nahm 1988 die von der Szene besonders geschätzte Trockenampulle vom Markt und distanzierte sich weitgehend von ihrem anfänglichen Erfolgsprodukt. Ritalin wurde zum »Sorgenkind«. Dies änderte sich erst wieder, als die ADS-Problematik zunehmend ins öffentliche Interesse rückte, der günstige Effekt von Methylphenidat auf hyperaktive Kinder durch qualifizierte Neurologen und Kinderärzte mehr und mehr bekannt wurde: »Durch den gezielten Einsatz im Rahmen multinationaler Behandlungsprogramme, die in enger Zusammenarbeit mit den Eltern von hyperaktiven Kindern durchgeführt wurden, kam es zu einer ›Rehabilitation‹ von Ritalin.« Trotzdem liegen in der Geschichte des Medikaments sicherlich auch einige Wurzeln der heute stattfindenden kontroversen Diskussionen über den Einsatz von Ritalin.

Was bewirkt Methylphenidat?

In den Leitlinien der Deutschen Gesellschaft für Sozialpädiatrie und Jugendmedizin (s. Linktipps) wird die Wirkung der medikamentösen ADS-Therapie wie folgt beschrieben:

- deutlich bessere Aufmerksamkeit, Selbststeuerung, Ausdauer, Konzentration
- besseres Zuhören-Können und sinnvolles Umsetzen des Gehörten
- Verständnis für Logik, Zusammenhänge und Ermahnungen, Einsicht
- bessere Schrift und Rechtschreibung, weniger Flüchtigkeitsfehler
- bessere Körperkoordination, Wahrnehmung und Ausführung von Mimik, Gestik und Körpersprache
- weniger Reden und Geräuschemachen

- bessere Motivation, Leistung zu erbringen, Dinge zu Ende zu bringen
- Spaß an Arbeit und Leistung
- Wirkungen gleich bei Methylphenidat und DL-Amphetamin; bei Methylphenidat früherer Wirkungseintritt, kürzere Wirkdauer und etwa 1/3 höhere Dosis nötig als bei DL-Amphetamin. DL-Amphetamin ist daher besonders dort geeignet, wo eine längere Wirkdauer gewünscht wird, wenn früh nur eine Dosis gegeben werden kann (Kindergartenkinder oder bei solchen Schulkindern, bei denen die Gabe einer eventuell nötigen zweiten Dosis am Vormittag nicht durchführbar ist).
- Psychostimulanzien wirken dopaminagonistisch
- In der Literatur wird angegeben, dass 70–85 % der ADHS-Patienten auf die Stimulanzientherapie ansprechen.

Medikamente sind ein Teil der Therapie. In vielen Fällen schaffen sie die Grundlage für eine erfolgreiche therapeutische Arbeit. Medikamente allein sind keine Lösung.

Der genaue Wirkmechanismus des Methylphenidats ist noch nicht vollständig erforscht. Nach dem derzeitigen Stand der Forschung geht man davon aus, dass durch die Therapie eine Aktivierung des Hirnstoffwechsels bewirkt wird. Laut Beipackinformation des Herstellers Ciba-Geigy (Novartis) wird dabei der »Bereich des Stammhirns und des Kortex aktiviert, um einen stimulierenden Effekt zu erzielen«. Allerdings gäbe es noch »keinen spezifischen Beweis, der die Mechanismen nachweist, wie Ritalin mentale und verhaltensmäßige Effekte auf Kinder hervorruft, noch gibt es einen eindeutigen Nachweis darüber, wie diese Effekte in Beziehung zum zentralen Nervensystem stehen«.

Heute gilt jedoch als weitestgehend gesichert, dass ADS-Patienten an einem Mangel des wichtigen Botenstoffs Dopamin leiden, der besonders für die Kontrolle der Aktivität und für Aufmerksamkeitsleistungen bedeutsam ist. Das legen auch Auffälligkeiten in den dopaminabhängigen Hirnbereichen des Striatums und des Frontallappens nahe, die sich bei ADS-Patienten im EEG, bei der Kernspintomographie und anderen Untersuchungsverfahren gezeigt haben. Ritalin hat nun einen unmittelbaren Effekt auf die Neurotransmittersubstanzen (besonders auf das Dopamin) – also genau auf die spezifischen Botenstoffe, die bei der Übertragung von Nervenimpulsen von Zelle zu Zelle eine entscheidende Rolle spielen. Wie die Botenstoffe Dopamin und Noradrenalin enthält es als Kern Phenyläthylamin. Durch die Medikation mit Methylphenidat werden die wichtigen Neurotransmitter vermehrt zur Verfügung gestellt. Auf neurophysiologischer Ebene bedeutet dies: Da bei ADS-Kindern die Menge des im synaptischen Spalt freigesetzten Dopamins zu gering ist, um die Weiterleitung elektrischer Signale zu gewährleisten, gleicht Methylphenidat nun dieses Defizit aus, indem der Dopamin-Tansporter für kurze Zeit blockiert und damit die Konzentration des Botenstoffs im synaptischen Spalt erhöht wird. Es kommt damit zu einem – allerdings vorübergehenden – Ausgleich des Dopaminmangels.

Die Wirkung der medikamentösen Therapie mit dem Psychostimulans Methylphenidat ist in den allermeisten Fällen unübersehbar – für die kleinen Patienten, aber auch den Therapeuten. Das ADS-Kind wird »wacher«: Aufmerksamkeit, Selbststeuerung und Ausdauer verbessern sich; Botschaften werden schneller übermittelt, Impulsivität und Ablenkbarkeit lassen deutlich nach. Im schulischen Bereich verbessern sich u. a. das Verständnis für Logik und Zusammenhänge, Schrift und Rechtschreibung und die Motivation, Leistung zu erbringen. »Dadurch, dass die Gehirnbereiche, die speziell verhaltenssteuernd eingreifen, besser arbeiten können«, beobachtet auch die Diplom-Heilpädagogin und Verhaltenstherapeutin

Cordula Neuhaus, »müssen ungefähr 70–80 % der hyperaktiven Kinder nicht mehr auf jeden Ablenkreiz reagieren. Sie erscheinen so ruhiger, aufmerksamer, weniger impulsiv und können daher oft auch schneller arbeiten.« Zudem bessern sich durch die Therapie mit Methylphenidat antisoziale, aggressive und oppositionelle Verhaltensweisen sowie die Beziehungen zu Gleichaltrigen und Familienangehörigen. Wie Untersuchungen zeigten, ergaben sich durch die Medikation auch in der Reaktionszeit und im Kurzzeitgedächtnis signifikante Verbesserungen. Zudem wurden eine verbesserte Blutversorgung in Frontal- und Stammhirn sowie eine optimierte Glukoseversorgung des Frontalhirns beobachtet. Allerdings treten diese günstigen Effekte nicht immer auf: Es gibt auch Kinder, die nicht oder nicht in der gewünschten Weise auf die Ritalin-Medikation ansprechen, ja sogar teilweise unruhiger und reizbarer werden. Kinderärzte sprechen hier von so genannten »Non-Respondern«.

Die Einnahme

Im Unterschied zu vielen psychopharmazeutischen Präparaten, bei denen über einen längeren Zeitraum ein Wirkspiegel aufgebaut werden muss, ist Methylphenidat in seiner Anwendung recht einfach zu handhaben. Entscheidender Vorteil der Substanz: Sie ist schnell wirksam. Methylphenidat wird über die Schleimhäute der Verdauungsorgane aufgenommen und gelangt über die Blutbahn ins Gehirn, wo es bereits nach etwa 20–30 Minuten zu wirken beginnt. Dr. med. Michael Huss beschreibt in seinem Buch einen noch früheren Wirkeintritt nach bereits 15–20 Minuten. 90 Minuten nach der Einnahme ist die höchste Wirkstoffkonzentration im Blut nachweisbar. Der zweite Vorteil wird in fast allen wissenschaftlichen Arbeiten über ADS genannt: Methylphenidat werde im Organismus rasch abgebaut, so dass die Organbelastung nach heutigem Kenntnisstand gering zu sein scheint. Nach etwa drei Stunden sei die Halbwertszeit erreicht, d. h., die Hälfte des Wirkstoffs sei wieder abgebaut. Und abends sei der Wirkstoff aus dem Körper praktisch verschwunden, so dass der Organismus des Patienten am anderen Morgen vor der Einnahme des Medikaments nahezu frei von diesem ist. Diese Auffassung wird aber von einigen Wissenschaftlern (z. B. Prof. Hüther) bezweifelt. Nach seinen Erkenntnissen glaubt er, dass Methylphenidat doch länger im Organismus aktiv ist, als bislang angenommen.

Der Wirkstoff Methylphenidat ist im meistverordneten Medikament Ritalin, aber auch in Medikinet in Tablettenform zu jeweils 10 mg pro Tablette enthalten. Seit einiger Zeit wird auch das Präparat Equasym angeboten, das mit 5 mg pro Tablette eine sinnvolle Alternative darstellen kann, da dadurch die oft lästige Teilung entfällt.

ADS-Kinder sollen in aller Regel ein- bis zweimal täglich 0,2–0,6 mg Methylphenidat pro Körpergewicht in Tablettenform einnehmen. Die erste und wichtigste Einnahme erfolgt einmal morgens, die zweite im Verlauf des Vormittags und – in selteneren Fällen – eine dritte am frühen Nachmittag. Wie viel Methylphenidat im Rahmen der vorgeschriebenen Richtlinien benötigt wird, ist unterschiedlich. Das Herausfinden der richtigen Dosis ist nicht leicht und erfordert besonderes »Fingerspitzengefühl« des Arztes. Meist wird die Therapie mit niedriger Dosierung in 5-mg-Schritten im so genannten »Titrationsverfahren« eingeschlichen. Die benötigte Dosis variiert.

Die genaue Dosierung muss individuell entwickelt werden.

Viele Kinder kommen mit einer Tablette am Morgen aus, um den Tag zu bewältigen – und das, obwohl der Effekt nach wenigen Stunden nachlässt. »Pharmakologisch betrachtet muss man dies so verstehen«, sagt Dr. Huss, »dass die Kinder einen gelungenen Start in den Tag bekommen haben, was ihnen auch über das Nachlassen der Medikamentenwirkung hinaus zu helfen scheint.« Andere benötigen jedoch auch eine zweite Tagesdosis, und diejenigen, die dreimal täglich eine Tablette nehmen müssen, sollten die Einnahme der dritten Tablette so wählen, dass das Medikament ihnen die Erledigung der Hausaufgaben erleichtert. Viele Ärzte empfehlen, diese nicht nach 16 Uhr einzunehmen, um Schlafstörungen zu vermeiden. Es gibt aber auch Kinder, die die letzte Dosis bewusst eine Stunde vor dem Schlafen einnehmen, um ADS-typischen Einschlafproblemen wie z. B. Gedankenkreisen oder plötzlichem Aufschrecken entgegenzuwirken. Ansonsten gibt es keine strengen Richtlinien für den genauen Zeitpunkt der Medikamenteneinnahme. Generell hat es sich als sinnvoll erwiesen, den Zeitpunkt der Einnahme an die Erfordernisse und organisatorischen Schwierigkeiten des Tages zu binden.

»Der optimale Zeitpunkt hängt vom Tagesablauf ab«, sagt Dr. Michael Huss. Er rät dazu, zunächst einen Tagesablaufsplan zu erstellen. »Erst dann sollte die praktische Durchführbarkeit der Medikamentengabe bedacht werden.« Dabei sollte besonders auf die »Klippen« geachtet werden, d. h. auf die spezifischen Herausforderungen, die Kinder täglich zu bewältigen haben. So haben ADS-Kinder bekanntermaßen morgens die größten Probleme beim Organisieren des Schulalltags: Sachen werden (zu spät) zusammengesucht, mit der Pünktlichkeit hapert es genauso wie mit der Konzentration gerade in der ersten Schulstunde. Grund genug also, der Einnahme des schnell wirkenden Medikaments gerade morgens vor der Schule größte Priorität einzuräumen und den Zeitpunkt für die zweite und dritte Dosis an den Erfordernissen des Tages und seinen spezifischen Schwierigkeiten auszurichten. Das kann mitunter in der Schule Probleme bereiten, da Erzieher nicht dazu verpflichtet sind, Kindern Medikamente zu geben – hier müssen einvernehmliche Lösungen im Gespräch mit den Lehrkräften gefunden werden. Ärzte empfehlen übrigens, das Präparat am

Wochenende nicht abzusetzen, um eine langfristige Kontinuität in der Verfügbarkeit der durch Methylphenidat aufgebauten bzw. verbesserten Fähigkeiten zu erreichen. Und dies gilt nicht nur für die Konzentrationsfähigkeit und Impulskontrolle im schulischen Bereich, sondern auch für die Konfliktfähigkeit im familiären Umfeld.

Literatur:

Thilo Fitzner/Werner Stark, ADS: verstehen, akzeptieren, helfen, Beltz, Weinheim 2000.

Michael Huss, Medikamente und ADS. Gezielt einsetzen – umfassend begleiten – planvoll absetzen, Urania, Berlin 2002.

Concerta: Präparat mit Langzeitwirkung

Seit Anfang 2003 ist das Präparat Concerta des Herstellers Janssen-Cilag auf dem deutschen Markt erhältlich. Wie Ritalin enthält es den Wirkstoff Methylphenidat; der gewünschte Effekt soll bereits nach 30 Minuten eintreten und 12 Stunden anhalten. Das »Anfluten« entfällt daher. Mittels der neuen Technologie wird der Wirkstoff gleichmäßig über den Tag freigesetzt, Wirkspitzen und -täler (Rebounds) werden vermieden. Der Vorteil, besonders für Schulkinder, liegt auf der Hand: Die Nachdosierung entfällt und damit auch die damit verbundenen Probleme. Concerta ist als kapselförmige Tablette mit 18, 36 und m.W. auch 54 mg Methylphenidat in Deutschland erhältlich. Ebenso wie Ritalin, Medikinet und Equasym muss es auf BTM-Rezept verordnet werden. Verlässliche Langzeiterfahrungen können an dieser Stelle aufgrund der kurzen Zeit, in der Concerta auf dem Markt ist, noch nicht vermittelt werden. In den Diskussionsforen im Internet wird über Schwierigkeiten berichtet, die bei der Umstellung des Kindes z.B. von

Equasym auf Concerta durch Dosierungsfehler bzw. -unsicherheiten auftreten können.

Wie lange soll Methylphenidat eingenommen werden?

Noch vor einigen Jahren wurde davon abgeraten, Methylphenidat nach Pubertätseintritt zu verordnen. Man befürchtete Spätfolgen, wie die Beeinträchtigung des Längenwachstums oder eine erhöhte Suchtgefährdung im Erwachsenenalter. Solche Prognosen haben sich jedoch nach Auffassung der meisten Experten als unbegründet erwiesen, so dass man – vor dem Hintergrund des derzeitigen Forschungsstands – ohne weiteres noch als Jugendlicher und sogar auch im Erwachsenenalter Methylphenidat einnehmen kann. Dennoch neigten Ärzte in Deutschland immer noch dazu, das Präparat in zu niedriger Dosierung und vor allem für zu kurze Zeit zu verschreiben. Doch Experten wissen heute, dass die Mindestzeitdauer der Therapie nicht zu kurz sein darf, wenn sie überhaupt einen Sinn haben soll – **Eine nur kurzfristige Behandlung mit Medikamenten ist wenig sinnvoll.** ganz abgesehen davon, dass es Zeit braucht, die individuell richtige Dosis im so genannten Titrationsverfahren einzuschleichen, um eine optimale Kontinuität des Wirkungsspektrums zu erreichen. Das bedeutet: Unter einem halben Jahr sollte keine Behandlung angesetzt werden. Meist geht die Behandlung freilich sinnvollerweise über dieses untere Limit hinaus. Die Dauer der Einnahme, rät Dr. M. Huss, »sollte nicht an äußeren Kriterien wie Alter oder Pubertät festgemacht werden, sondern sich ausschließlich nach den Symptomen des ADS richten«. Wie lange ein Kind mit Methylphenidat therapiert wird, sollte in jedem Einzelfall zusammen mit den Eltern und dem betroffenen Kind, unter Berücksichtigung der schulischen Leistungen, des Verhaltens in der Schule, im Freundeskreis und in der

Familie und der Rückmeldung der Lehrer, individuell diskutiert und den individuellen Erfahrungen angepasst werden. Wird die Therapie nach einer als sinnvoll bemessenen Behandlungsdauer und unter Berücksichtigung der Therapieerfahrungen abgesetzt, sollte dies – ähnlich wie beim Einschleichen des Medikaments – schrittweise und stets nach Rücksprache mit dem behandelnden Facharzt geschehen.

Ritalin für Kleinkinder?

Diese Frage ist in der Fachwelt umstritten. Einerseits wird immer wieder über eine erfolgreiche Methylphenidat-Therapie bei kleinen Kindern berichtet. Andererseits weisen viele Therapeuten aber auf die allgemeingültige Faustregel hin, die besagt, dass Kinder unter fünf Jahren nicht mit Ritalin behandelt werden sollen.

Zum einen ist das ADS-Syndrom bei kleineren Kindern im Alter von etwa drei Jahren nur schwer zu diagnostizieren, und »selbst bei sehr auffälligen Kindern ist nur schwer absehbar, ob es sich um eine vorübergehende Phase oder um den Beginn einer kinderpsychiatrischen Erkrankung handelt«, wie Dr. M. Huss bemerkt. »Und auch wenn Letzteres zutrifft, so ist aus dem Verhaltensmuster der kleinen Kinder noch nicht mit hinreichender Sicherheit vorhersagbar, in welche Richtung sich eine Störung entwickeln wird.« Ein weiterer wichtiger Aspekt ist, dass man heute noch nicht über genügend Daten hinsichtlich möglicher Spätfolgen einer sehr frühen Therapie bei Kindern unter fünf Jahren verfügt. Zwar gibt es Studienergebnisse, die nahelegen, dass Methylphenidat bei Kindern ab sechs Jahren unbedenklich ist – dennoch können derlei Resultate nicht ohne weiteres auf jüngere Kinder angewendet werden. Dies ist in den Augen jener Therapeuten besonders problematisch, die bei Kleinkindern eine eindeutige ADS-Diagnose stellen zu können glauben. So scheinen auch die Praxiserfahrungen der Diplom-Psychologin Cordula Neuhaus zu zeigen, dass es viele Kleinkinder gibt, die »ganz massive Anzeichen eines Aufmerksamkeitsdefizitsyndroms mit Hyperaktivität haben können«, was zu »erheblichen Beziehungsstörungen« führen könne. Um kein Ritalin einsetzen zu müssen, empfiehlt sie bei Kindern unter fünf Jahren ein Amphetaminsulfatpräparat in Saftform als Ausweichtherapie, was der Standardtherapie gegenüber den Vorteil aufweise, dass es »länger und ausgeglichener« wirke als Ritalin.

Literatur:

Michael Huss, Medikamente und ADS. Gezielt einsetzen – umfassend begleiten – planvoll absetzen, Urania, Berlin 2002.

Cordula Neuhaus, Kinder und Jugendliche mit ADS und ihre Probleme. Erwachsen werden mit ADS. Was Eltern tun können, Urania, Stuttgart 2000.

Nebenwirkungen

Wer von Nebenwirkungen spricht, muss sich zunächst dessen bewusst sein, dass im Prinzip alle Medikamente mehr oder minder Nebenwirkungen haben. Allerdings muss man sorgfältig unterscheiden zwischen jenen, die nur während der Behandlung auftreten und nach dem Absetzen des Medikaments wieder verschwinden, und solchen, die als Spätfolgen besonders gefürchtet sind. Hinzu kommen schließlich sehr selten auftretende Nebenwirkungen, die in der therapeutischen Praxis so gut wie keine Rolle spielen. Dr. M. Huss bringt die Problematik klar auf den Punkt, wenn er darauf hinweist, dass es darauf ankommt, abzuwägen, in welchem Verhältnis das Nebenwirkungsrisiko zu dem erwünschten bzw. erhofften Effekt steht.

Das Informationsbild hinsichtlich der Nebenwirkungen bei ADS ist jedoch uneinheitlich. »Es gibt nur wenige Nebenwirkungen«, resümiert H. Holowenko – wie übrigens auch die meisten ADS-Fachärzte – in seinem »Zappelkinder«-Buch. Doch wer sich eingehend informiert und verschiedene Quellen prüft, stellt fest, dass dies nicht ganz stimmt oder doch zumindest relativiert werden muss. Viele Patienten, so ist bei Dr. Klaus Skrodzki nachzulesen, »zeigen halonierte Augen, d. h. Ringe unter den Augen. Dieses Erscheinungsbild gehört zur Substanz, ist aber harmlos.« (Skrodzki, S. 23) Wichtiger ist ein anderes Phänomen: Immerhin berichten einer Studie zufolge rund 40 % der Eltern, deren Kinder mit Stimulanzien behandelt wurden, von Appetitminderung – ein Problem, das laut einer 1993 durchgeführten Studie von Ahmann und Mitarbeitern die häufigste Stimulanzien-Nebenwirkung ist. Allerdings stellt die Appetitstörung nur »in ganz seltenen Fällen ein echtes Problem dar« (Skrodzki, S. 23) – laut Profil-Studie lediglich in einem Prozent der Fälle. Dann jedoch kann die Appetitstörung sogar so ausgeprägt sein, dass Symptome wie Übelkeit und Erbrechen hinzukommen. Während der Therapie kann dies besonders dann problematisch werden, wenn das betroffene Kind bereits vor der Therapie zu Untergewicht neigte. Um weitere Komplikationen zu vermeiden, ist die Gewichtskontrolle durch den Arzt in kontinuierlichen Abständen besonders in solchen Fällen ein unbedingtes Muss. Meist jedoch lässt die Appetitstörung bereits einige Wochen nach Therapiebeginn nach, und viele Eltern beobachten übrigens auch, dass der Appetit ihres Sprösslings am Abend, wenn die Wirkung des Medikaments nachgelassen hat, umso größer ist.

Des weiteren werden häufig Einschlafstörungen beobachtet. Diese »haben weniger mit der Wirkung des Medikaments zu tun als mit dem Wirkende«, so Dr. Klaus Skrodzki. »Unter der Stimulanzienwirkung ist tagsüber Verhalten, Organisation und Impulsivität gesteuert. Nach Abklingen der Wirkung kommt das ursprüngliche, chaotische Denken und Handeln wieder zurück und sorgt dafür, dass die Patienten schlecht einschlafen können, so wie jemand, der am Abend vor einer Prüfung den ganzen Prüfungsstoff im Kopf hin und her wälzt.« (Skrodzki, S. 23) Dieses Symptom wird in seiner Bedeutung häufig vernachlässigt – unseres Erachtens handelt es sich dabei jedoch durchaus um ein Entzugssymptom, das sich nach Abklingen des Effekts auf der mentalen Ebene bemerkbar macht (vgl. den Abschnitt »ADS und Sucht«). Weitere Beschwerden, wie anfängliche Müdigkeit, seltener Kopfschmerzen, Schwindel und in Ausnahmefällen Sehstörungen, ergänzen das Nebenwirkungsprofil, verschwinden jedoch in aller Regel ein paar Tage nach Therapiebeginn.

Im Rahmen einer Therapie können mitunter auch Tic-Störungen – die Neigung zu unwillkürlichen Bewegungen wie Schulter- und Kopfzuckungen und Augenrollen, bei voll ausgeprägtem Krankheitsbild auch Tourette-Syndrom (TS) genannt – auftreten. Die Tic-Symptomatik kann durch Methylphenidat möglicherweise verstärkt bzw. ausgelöst werden, allerdings wurden auch Fälle von Kindern beschrieben, bei denen die Tics während der Stimulanzientherapie verschwanden. Sofern die Tics durch das Medikament ausgelöst wurden, sollte es abgesetzt werden. In der Regel verschwinden die Symptome dann nach relativ kurzer Zeit. Wenn jedoch anzunehmen ist, dass die während der Therapie auftretenden Tics nicht auf die Medikamentenbehandlung zurückzuführen sind, leiten manche Ärzte mitunter eine Zusatz- bzw. Kombinationsbehandlung z. B. mit Tiapridex oder vergleichbaren Neuroleptika ein.

Sicher ist jedenfalls, dass Tic-Störungen »häufig mit dem ADS vergesellschaftet sind« (Huss, S. 78) und gemeinsam oder in kurzem zeitlichen Abstand auftreten können. So kommt es relativ häufig vor, dass ein Kind aufgrund seiner ADS-Symptomatik vorgestellt und entsprechend medikamentös behandelt wird und nur wenig später Tic-Symptome als Folge einer bereits bestehenden Disposition zeigt, die zwar mit der Medikamententherapie zusammenfallen, aber ursächlich nicht auf diese zurückzuführen sind. Einige Forscher glauben, dass beide Erkrankungen und auch die Zwangsstörung (Obsessive-Compulsive Disorder OCD) zumindest in einem gewissen Ausmaß genetisch miteinander verwandt sind: Dafür spricht in vielen Fällen auch der Verlauf der ADS-Diagnostik: Bei einem Elternteil ·findet man beispielsweise TS vor, bei einem der Kinder stößt man schließlich auf das Aufmerksamkeits-Defizit-Syndrom und bei einer Tante auf die Zwangsstörung. Kinder mit ADS entwickeln häufiger Tic-Symptome, und noch ist nicht geklärt, inwieweit Methylphenidat die Ausprägung von Tics begünstigt. Gesicherte Erkenntnisse aus der Forschung gibt es noch nicht, der Patient bzw. dessen Eltern sind weitgehend auf Vermutungen angewiesen. Während bei Fachärzten in der Bundesrepublik weitgehend die Überzeugung vorherrscht, dass durch Stimulanzien keine Tics »erzeugt« werden können, sind amerikanische Forscher skeptischer. Ältere Veröffentlichungen aus den USA sprechen gar von einer dramatischen Zunahme des Tourette-Syndroms durch Ritalin: Während früher eines von 200 000 Kindern von Tic-Störungen betroffen gewesen sei, heißt es in einem Beitrag, sei die Zahl auf eines pro 200 Kinder gestiegen (vgl. auch Simonsohn, S. 92).

Als weitere Nebenwirkungen sind Depressionen und Stimmungsschwankungen zu nennen, über die Eltern laut Huss bei rund 7 % der mit Psychostimulanzien therapierten Kinder berichten. Er weist aber mit Recht darauf hin, dass durch Gespräche mit den Eltern des behandelten Kindes sorgfältig geprüft werden muss, ob dieses durch die Therapie lediglich motorisch ruhiger geworden ist, was vielen Eltern, die ein über Jahre hinweg höchst lebhaftes bzw. unruhiges Kind gewohnt waren, merkwürdig erscheinen mag, oder ob beim behandelten Kind tatsächlich depressive Verstimmungen vorliegen, die auf das Medikament zurückzuführen sind. Auf körperlicher Ebene soll Ritalin nach Aussage verschiedener Ärzte Nebenwirkungen provozieren können, u. a. Bluthochdruck, Herzrhythmusstörungen, Gefäßveränderungen. Diese Befürchtungen sind jedoch umstritten und werden nicht konsequent durch Studien belegt.

Noch nicht klar ist, welche Rolle Methylphenidat bei der Epilepsie spielt. In einigen Fällen muss das Präparat aufgrund auftretender Krampfanfälle abgesetzt werden, umgekehrt beobachtet z. B. Huss das Verschwinden von Entladungsherden im EEG im Laufe der Therapie. In jedem Fall wird die Aufzeichnung eines Elektro-Enzephalogramms (EEG) vor dem Beginn einer Therapie empfohlen.

Nach Ende der effektiven Medikation können verstärkte Unruhe und Schlafstörungen auftreten (sog. Rebound-Effekt). Selten auftretende Nebenwirkungen wie die Veränderung von Blut- und Leberwerten machen vor Therapiebeginn ein Blutbild erforderlich, dem Verlaufskontrollen während der Behandlung folgen sollten. Haarausfall und allergisch bedingte Hautausschläge sind weitere unerwünschte Effekte, die aber in der Praxis höchst selten vorkommen und daher eine untergeordnete Rolle spielen.

Langzeitfolgen: die unterschätzte Gefahr?

Mögliche Langzeitfolgen bzw. Spätschäden durch die Behandlung mit Ritalin werden derzeit in wissenschaftlichen Kreisen heftig diskutiert. Aufgrund des – zumindest in der traditionellen Medizin – als relativ günstig angesehenen Nebenwirkungsprofils neigen Ärzte- und Therapeutenkreise dazu, diese Problematik als geringfügig einzustufen. Trotzdem möchten wir auf in der Diskussion stehende mögliche Langzeitwirkungen hinweisen.

■ **Längenwachstum:** Es gibt noch immer kontroverse Meinungen über eine mögliche Beeinflussbarkeit des Längenwachstums durch ADS. Viele Ritalin-kritische Wissenschaftler berufen sich auf Studien, allerdings älteren Jahrgangs, denen zufolge der natürliche Wachstumsprozess behandelter Kinder durch Ritalin negativ beeinflusst werden könne. Andere Spezialisten, wie z. B. Dr. Meinrad Ryffel, vertreten mit Blick auf neuere Studien die Auffassung, dass das Längenwachstum durch das Präparat »kaum beeinflusst« wird. Huss weist in dem Zusammenhang auf aktuelle Forschungsansätze hin, die sich mit der Frage auseinander setzen, »ob Kinder mit ADS nicht generell etwas kleiner und leichter sind«.

■ Langfristige Veränderungen: Forscher der University of Buffalo (USA) wiesen im Tierversuch **Veränderungen der Hirnzellen** durch Methylphenidat nach. Diese Veränderungen, die denen anderer Psychostimulanzien wie Kokain und Amphetamin verwandt sind, könnten nach Auffassung der Studienleiterin Dr. Joan Bazier langfristig andauern. Die daraus resultierenden Folgen sind unbekannt und können derzeit nur vermutet werden. Damit jedenfalls sei zumindest die allgemeine Vorstellung, dass es sich bei Methylphenidat nur um eine kurzfristig wirksame Droge handle, widerlegt. Offenkundig sei sogar das Gegenteil der Fall: Bei Ratten, die mit Methylphenidat versetzte gesüßte Milch erhielten, war nach 90 Minuten eine deutlich erhöhte Anzahl von Neuronen mit c-fos-Aktivität feststellbar. Dies zeigte sich besonders im Bereich des im Mittelhirn gelegenen Corpus striatum, das für die Motorik und die Motivation zuständig ist.

■ **Erhöhtes Parkinson-Risiko?** Diesen Aspekt beleuchtet Gerald Hüther, Professor für Neurobiologie an der Universität Göttingen. Er lehnt die allgemein akzeptierte Dopaminmangelhypothese als Hauptursache für ADS und damit auch die korrektive Ritalin-Behandlung ab. »Das dopaminerge System«, so Hüther, »könnte ebenso durch die übermäßige Stimulation während der ersten Lebensjahre zu stark entwickelt sein. Darauf deuten einige neuere Befunde hin. Ritalin würde dann die Dopamin-Speicher entleeren, und während der nachfolgenden Stunden – wenn diese Speicher allmählich wieder aufgefüllt werden – wäre dieses überstark entwickelte, antriebssteigernde System sozusagen vorübergehend abgestellt.« Bei einem von Hüther durchgeführten Tierversuch setzte die chronische Verabreichung von Methylphenidat an junge Ratten die Dichte der Dopamin-Transporter im Striatum deutlich herab. Ein Effekt, der auch noch lange nach Absetzen des Präparats bis ins Erwachsenenalter der Tiere hinein erhalten bleibt. Hüther nimmt mit Blick auf diese Ergebnisse an, »dass die frühe Verabreichung von Ritalin die Ausreifung des dopaminergen Systems behindert. Wenn ein Kind mit Ritalin behandelt wird, das ein derartig überstark entwickeltes dopaminerges System besitzt, wäre das unter Umständen sinnvoll. Wenn es aber fehldiagnostiziert ist, würde das normal entwickelte dopaminerge System durch die Ritalin-Behandlung an seiner weiteren Entfaltung behindert. Damit – so muss man befürchten – schafft man die Voraussetzungen für etwas, das erst viel später (ab dem 50. Lebensjahr) zutage tritt: das Parkinson-Syndrom als Folge einer unzureichenden dopaminergen Aktivität in den Hirngebieten, die für die Steuerung der Bewegung und Koordination zuständig sind.« (Info 3, 10/2001, S. 35 f.; Bezugsort: Kirchengartenstraße 1, 60439 Frankfurt)

Literatur:
Gerald Hüther/Helmut Bonney, Neues vom Zappelphilipp. ADS – Ritalin ist keine Lösung, Walter Verlag, Düsseldorf 2002.

ADS und Sucht: die ewige Kontroverse

Ein leidiges Thema! Vorneweg sei gesagt: Angesichts der häufig auftretenden Einschlafstörungen bei ADS-Kindern verwundert es schon ein wenig, wenn – wie wir finden – relativ pauschal gesagt wird: »Die häufig beschriebene Gefahr der Gewöhnung oder Sucht besteht nicht« (Skrodski, S. 23). Auch die Autoren Dr. med. Daniel Suter und Dr. med. Georg Umenhofer kommen in ihrem Beitrag »Kokain: Auch ein Medikament« zu dem beruhigenden Schluss, die Befürchtung, Ritalin führe zur Abhängigkeit, sei »nicht begründet. Es kommt weder zu Toleranzentwicklung mit Dosis-Steigerung noch zum Auftreten von Entzugssymptomen nach Absetzen des Medikaments zum richtigen Zeitpunkt.« Vielmehr sei es so, dass die Ritalin-Therapie das Risiko für späteren Drogenmissbrauch deutlich senke. Mehr noch: ADS, vor allem in seiner hyperaktiven Form, gilt vielen Spezialisten sogar als ein Hauptrisikofaktor für spätere Suchterkrankungen: Verschiedene Verlaufsstudien (Remschmidt 1988, Wilens et al. 1996) wollen bewiesen haben, dass Kinder mit einem hyperkinetischen Syndrom häufiger als die Kontrollgruppen durch dissoziatives Verhalten, aber auch durch Drogenmissbrauch auffielen. In jüngerer Zeit wird vor allem die Biedermann-Studie als Beleg für diese Argumentation angeführt.

ADS – Risikofaktor für Suchterkrankungen?

Aber es gibt auch kritische Stimmen, die vor allem das Studiendesign bemängeln. So auch Hans-Reinhard Schmidt, klinischer Psychologe, Familien- und Psychotherapeut. »Obwohl diese Studie eine der besseren ist«, so Schmidt, »weist sie doch einen für solche Untersuchungen (und für die ganze biologistisch orientierte Szene) typischen Kardinalfehler auf: die Nichtkontrolle des sozialen Milieus, der psychologischen Umwelt der Kinder und Jugendlichen. Die einzigen psychosozialen Faktoren, die kontrolliert gehalten wurden, sind das Geschlecht (nur weiße Jungen) und das Lebensalter (nur älter als 15 Jahre). Dieser Fehler macht sich vor allem an der ungeklärten Frage fest, warum ADD-Kinder überhaupt behandelt oder nicht behandelt wurden. Wenn ADD eine lärmende Symptomatik aufweist, ist der Umstand, dass Kinder nie entsprechend behandelt wurden, ein ziemlich deutlicher Hinweis auf ihr defizitäres soziales Milieu. Umgekehrt entstammen diejenigen ADD-Kinder, die behandelt wurden, wahrscheinlich einem ›besseren‹, aufmerksameren und kindgerechteren Milieu.

Die Autoren sind dieser wichtigen Frage nicht nachgegangen, haben sie gar nicht gesehen. Sie bemerken zwar, dass erhöhter Drogenmissbrauch der Jugendlichen im Zusammenhang stand mit dem Drogenmissbrauch ihrer Eltern, ziehen daraus aber keinen entsprechenden Schluss aufs Milieu.

Deshalb kann man behaupten, die Wahrscheinlichkeit eines späteren Drogenmissbrauchs steht eher in direktem Zusammenhang mit einem mehr oder weniger kindgerechten sozialen Milieu, weniger oder gar nicht im Zusammenhang mit einer Pharmakotherapie. Unbehandelte Kinder betreiben dann deshalb später häufiger Drogenmissbrauch, weil sie aus einem ungünstigeren Milieu stammen, und nicht, weil sie nicht mit Ritalin behandelt wurden.«

Solange der Milieufaktor in solchen Studien nicht mitgesehen wird, bleiben deren Ergebnisse sehr fraglich. In einer weiteren, 2002 vorgestellten Pilotstudie der Georg-August-Universität Göttingen konnte hinsichtlich des Auftretens von Suchterkrankungen zwischen der mit Methylphenidat behandelten Gruppe und der nicht mit dieser Substanz behandelten Kontrollgruppe keine signifikante Differenz festgestellt werden. Genauere Auswertungen bzw. eine Faktorenanalyse stehen jedoch noch aus.

Quelle: Bundesverband »Aufmerksamkeitsstörung/Hyperaktivität e.V., Am Abgrund. ADHS und Sucht ... Was nun?, Fachbeiträge zum Thema: Aufmerksamkeits-Defizit-Syndrom, Forchheim 2002.

Strattera (Lilly Pharma)

Das derzeit noch nicht auf dem deutschen Arzneimittelmarkt erhältliche Präparat Strattera des Herstellers Lilly Pharma enthält den Wirkstoff »Atomoxetin«. Hierbei handelt es sich um eine Substanz, die »die Symptome des ADHS vermutlich über eine Blockade präsynaptischer Norepinephrin-Transporter im Gehirn beeinflusst.« Somit zählt Atomoxetin zur Gruppe der selektiven Noradrenalin-Wiederaufnahmehemmer und ist – anders als Methylphenidat – kein Psychostimulans. Damit fällt Strattera nicht unter das BtMG (Betäubungsmittelgesetz) und benötigt folglich auch kein gesondertes BTM-Rezept. Eine Packung Strattera enthält 30 Kapseln zu je 10 mg. Die Dosierung ist nach Herstellerangaben abhängig vom Gewicht des Patienten.

In Deutschland wird Strattera derzeit auf seine Wirksamkeit getestet. Die ersten Ergebnisse einer aktuellen Studie, die an 297 Kindern und Jugendlichen im Alter von 8 bis 18 Jahren durchgeführt wurde, sind durchaus viel versprechend: Eine achtwöchige Therapie mit Atomoxetin reduzierte deutlich die Symptome und bessert zudem das soziale und familiäre Funktionieren. Zurzeit ist das Medikament Strattera nur in den USA zugelassen. Mit der europäischen Zulassung ist Ende 2004 zu rechnen. Dann wird es auch für den europäischen Markt ohne hohen Aufwand verfügbar sein. Bei ausgestelltem Rezept dürfen Apotheken es jedoch bereits jetzt aus dem Ausland einführen. Auf Lager haben sie dieses Präparat allerdings noch nicht. Daher kann es zu Wartezeiten kommen. Mit der Einführung aus dem Ausland ist auch mit einem höheren Bezugspreis für den Patienten zu rechnen. Der in Strattera enthaltene Wirkstoff Atomexion, wirbt der Hersteller, sei »das erste Medikament gegen ADHS, das nicht in die Gruppe der Psychostimulanzien fällt und somit eine wertvolle Alternative zum bisherigen Therapiestandard *Methylphenidat* darstellen kann«.

Zudem sei es das erste Präparat, »das nicht nur Kindern und Jugendlichen, sondern auch Erwachsenen helfen kann«. Inwieweit es tatsächlich halten kann, was es verspricht, kann an dieser Stelle noch nicht geklärt werden.

Antidepressiva

Sie können u. a. dann eingesetzt werden, wenn die Behandlung mit Methylphenidat aus verschiedenen Gründen (z. B. aufgrund einer Überempfindlichkeit gegen den Wirkstoff oder eines vorhandenen Tourette-Syndroms) nicht in Frage kommt oder wenn sich der Patient therapieresistent gegen Psychostimulanzien zeigt. Therapiert wird dann mit traditionellen Antidepressiva, die auf verschiedene Botenstoffe im Gehirn einwirken (z. B. der Wirkstoff Imipramin in Tofranil).

Nicht vergessen: Nachuntersuchung und »multimediale Therapie«

Mit der Medikation von Methylphenidat allein ist es nicht getan. Nach Einleitung der Behandlung müssen zunächst einmal begleitende Untersuchungen erfolgen – diese sollten zunächst in kurzen, etwa wöchentlichen Zeitabständen, später alle vier bis sechs Wochen stattfinden. So kann zum einen der Therapieerfolg überwacht und zum anderen kontrolliert werden, ob sich Gewicht, Puls und Blutdruck im Normbereich befinden. Ein großes Blutbild einmal jährlich stellt sicher, dass die Behandlung die Funktion der inneren Organe (Leber, Niere) nicht beeinträchtigt. Parallel zur Medikamententherapie und deren medizinischer Überwachung sollte auf jeden Fall das realisiert werden, was Spezialisten heute das »multimediale Therapiekonzept« nennen. Demnach ist die »tägliche Pille«

nur ein – allerdings wichtiger – Bestandteil eines umfassenden
therapeutischen Programms, das zur Therapie verschiedene,
individuell auf den Patienten abgestimmte Maßnahmen auf
verschiedenen Ebenen heranzieht – angefangen von psycho-
und verhaltenstherapeutischen Verfahren über sonderpädago-
gische Maßnahmen bis hin zu sozialem Kompetenztraining,
in dem die betroffenen Kinder lernen, Situationen in ihrem
sozialen Umfeld richtig einzuschätzen und sich angemessen
zu verhalten. Zusätzliche Therapieansätze wie Ergotherapie
(Bewegungskoordination, Konzentration) und Kinesiologie
(Koordination Hirntraining), verschiedene Naturheilverfahren
und Konzentrationsübungen können in die Therapie integriert werden.

Ein spezielles Elterntraining vermittelt außerdem wichtige
Leitlinien für den Umgang mit dem ADS-Kind im familiären
Umfeld. Grundvoraussetzung für das Zusammenwirken aller
Maßnahmen ist die enge Zusammenarbeit von Fachärzten
und therapeutisch geschulten Spezialisten (z. B. Kinderarzt
und Kinder- und Jugendpsychiater/-psychologe), Eltern und
Erziehern/Lehrern.

Kritik: ADS – eine »Modekrankheit«?

Es gibt eine lebhafte, vor allem im Internet aktive Kritik (siehe
www.ads-kritik.de und www.ritalin-kritik.de) an der Ritalin-
Therapie und an der Diagnose ADS.

Die Diskussion wird auf beiden Seiten leidenschaftlich und
zum Teil polemisch geführt. Dabei wird auch mit Diffamierun-
gen gearbeitet (»Alle Kritiker sind Scientologen« oder »Alle
Befürworter werden von der Pharmaindustrie bestochen«).
Teilweise werden die Ergebnisse der jeweiligen »Gegenseite«
totgeschwiegen oder Behauptungen aufgestellt, die schwer
nachzuprüfen sind. Es stellt sich zum Beispiel in der Tat die

Frage, ob die Behandlung mit Methylphenidat tatsächlich zu »Herzanfällen mit Todesfolge« führen kann, wie dies Barbara Simonsohn in ihrem Buch »Hyperaktivität. Warum Ritalin keine Lösung ist« (S. 93 f.) aus dem Kreise naturheilkundlich orientierter Kritiker behauptet, aber nicht durch Fakten belegt. Andererseits weisen sich manche Befürworter der derzeit populären ADS-Diagnose und Medikamententherapie mit Psychostimulanzien auch nicht durch Sachlichkeit aus, indem sie einige, die diese ablehnen, vorschnell ins Lager der bekanntlich ritalinkritischen Scientology-Kirche verweisen, anstelle sich mit deren – zum Teil durchaus bedenkenswerten – Argumenten auseinander zu setzen. Für den Laien selbst ist oftmals nur schwer herauszufinden, welche Bedenken und Standpunkte aus welchen Kreisen zutreffend und belegbar sind.

Die Kritiker lassen sich unterteilen in diejenigen,

- die Ritalin als Therapie ablehnen, für die jedoch ADS/ADHS eine behandlunsgbedürftige Diagnose darstellt;
- die die Diagnose ADS an sich für fragwürdig bzw. nicht gesichert halten.

Die Kritiker bemängeln/behaupten,

- dass es bis heute keine standardisierten, objektivierten Testverfahren zum Nachweis von ADS gibt und die Diagnose daher auf der Grundlage subjektiver Verhaltensbeschreibungen gestellt wird;
- dass aufgrund der Ähnlichkeit verschiedener Symptome (z. B. Stimmungsschwankungen) die Abgrenzung von ADS zu anderen psychisch-neurologischen Störungen schwierig ist;
- dass der Wirkmechanismus von Ritalin lediglich aus dem

paradoxen, nämlich konzentrationssteigernden und beruhigenden Effekt des Methylphenidats abgeleitet wird;

■ dass das Nebenwirkungsprofil von Ritalin unsicherer ist, als bislang angenommen, und Spätschäden nicht ausgeschlossen werden können (Parkinson-Syndrom);

■ dass Ritalin nicht so schnell im Körper abgebaut wird, wie bisher angenommen;

■ dass die Nebenwirkungen der Medikamente speziell bei Kindern noch nicht genug erforscht sind;

■ dass verhaltensauffällige und schwierige Kinder durch die Diagnose »ADS/ADHS« gewissermaßen ruhiggestellt werden sollen, d. h., dass kindliche Verhaltensweisen mit Hilfe des ADS-Syndroms medizinisch stigmatisiert werden;

■ dass die Diagnose ADS zu schnell und zu häufig gestellt wird (»Modekrankheit ADS«).

Diesen Argumenten steht entgegen:

■ Zahlreiche andere psychisch-neurologische Störungen, wie z. B. das Borderline-Syndrom, das Tourette-Syndrom und verschiedene depressive Störungen, sind ebenfalls so genannte Verhaltensdiagnosen, werden aber dennoch als Erkrankungen ernst genommen. Die reine Tatsache, dass es noch keine empirischen Parameter zur Diagnose von ADS gibt, widerlegt das Syndrom nicht.

■ Der Punkt einer zu leichtfertigen Diagnose ist sicherlich bedenkenswert. Misstrauen Sie einer »Diagnose im Vorbeigehen«. Dazu ist das Phänomen zu komplex. Eine Diagnose wird auf der Basis eines Komplexes von Untersuchungen gestellt: angefangen vom körperlichen Befund über das intensive persönliche Gespräch und die Einbeziehung möglichst vieler Daten bis hin zur Auswertung von differenziert entwickelten Fragebogen-, Zeichen- oder Verhaltenstests – der unseriöse Schnellbefund ist also keineswegs die Regel, und bei einer gründlichen Anamnese und Differenzialdiagnose wird die Gefahr einer Fehleinschätzung so gering wie möglich gehalten.

■ Und was das Ritalin-Risiko betrifft, so muss – und das ist eines der Anliegen dieses Buches – der Leser sich selbst ein eigenes Bild auf der Grundlage der vorhandenen Daten und Informationen machen. Das ist für einen Laien sicher nicht leicht. Trotzdem sollten Eltern sich vor einer medikamentösen Behandlung mit dem Für und Wider so gut wie möglich befassen.

■ Sicherlich gilt zweifellos die Erkenntnis, dass bei aller – partiell sicherlich berechtigten – Furcht vor Nebenwirkungen auch das Risiko einer nicht behandelten Aufmerksamkeits-Defizit-Störung bedacht werden muss: Es liegt nicht zuletzt in fortgesetzt schweren Störungen, die dem erwachsenen ADS-Patienten drohen, dessen kindliches ADS/ADHS nicht erkannt und nicht behandelt wurde. Psychische Labilität, mangelndes Selbstwertgefühl, aber auch soziale Desintegration, berufliche Misserfolge und die Neigung zu Alkoholismus und anderen Suchtkrankheiten können solche Folgen sein.

Zuletzt ein Zitat aus den Leitlinien der Deutschen Gesellschaft für Pädiatrie und Jugendmedizin:

»Bei deutlicher Beeinträchtigung im Leistungs- und psychosozialen Bereich, Leidensdruck bei Kindern/Jugendlichen und Eltern und somit Gefahr für die weitere Entwicklung des Kindes ist die medikamentöse Therapie zwingend indiziert. Spontanremissionen gibt es praktisch nie; ohne medikamentöse Behandlung verschlechtert sich die Situation meist zunehmend.

Auch für viele Vorschulkinder ergibt sich bereits ein Behandlungsbedarf (nach DSM-IV treten die Symptome bereits vor dem Alter von 7 Jahren in Erscheinung). Hier haben Frühförderung, heilpädagogische Maßnahmen und Ergotherapie durchaus ihren Stellenwert. Aber auch eine medikamentöse Therapie ist in vielen Fällen notwendig, um zunehmende Entwicklungsverzögerung, Sekundärstörungen und Ausgrenzung zu verhindern. Gerade in ungünstigem sozialen Umfeld haben diese Kinder ein hohes Risiko für emotionale und körperliche Misshandlung. Oft sind Übungsbehandlungen (z. B. Logopädie, Ergotherapie) erst bei medikamentöser Therapie der Kinder erfolgreich.«

Informationen: Adressen, Buchtipps, Linktipps

Ein Link für Kids

www.adhs-kindernetz.de/
Eine Infoseite mit Chat für Kinder

www.opti-mind.de/themen/info.html
Checkliste: Was für ein ADS-Typ bin ich? Hausaufgaben-, Klassenarbeits- und Wochenplaner

Linktipps ADS

www.uni-duesseldorf.de/WWW/AWMF/ll/psoz-006.htm
Leitlinien der Deutschen Gesellschaft für Sozialpädiatrie und Jugendmedizin zu Diagnose und Therapie bei ADS

www.uni-duesseldorf.de/WWW/AWMF/ll/kjpp-019.htm
Wissenschaftlicher Beitrag zum Thema Hyperkinetische Störung

www.bv-ah.de
Bundesverband Aufmerksamkeitsstörung/Hyperaktivität e.V., Forchheim

www.medice.de/medice/p/medikinet/info/adhs_tra.pdf
Download zum Thema ADS ohne Hyperaktivität: »Das Träumerchen« von Cordula Neuhaus

www.bmgs.bund.de
»ADHS-Eckpunktepapier«: Eckpunkte der Ergebnisse der vom
Bundesministerium für Gesundheit und Soziale Sicherung (BMGS)
durchgeführten interdisziplinären Konsensuskonferenz zur Verbesserung der Versorgung von Kindern, Jugendlichen und Erwachsenen mit Aufmerksamkeits-Defizit-Hyperaktivität

www.kinder-psych.de
Gute weiterführende Linksammlung zu vielen Aspekten von ADS

www.psychologie-online.ch
Therapieansatz bei ADS bildhaft erklärt am Beispiel des Anpassens
einer Brille beim Optiker

ADS-Kritische Links

www.ads-kritik.de
www.ritalin-kritik.de

Links außerhalb Deutschlands

www.adapt.at
Website des Arbeitskreises zur Förderung von Personen mit ADHS
und Teilleistungsstörungen in Wien/Österreich

www.elpos.ch
Elpos ist der Dachverband Elternvereine für Kinder mit leichten
psychoorganischen Funktionsstörungen in Luzern/Schweiz

www.chadd.org/
Amerikanische Selbsthilfeorganisation: Children and Adults with
Attention Deficit Disorder C.H.A.D.D.

www.thada.org
Kanadische Selbsthilfeorganisation THADA:
planete.qc.ca/sante/elaine/index.htmI

Wichtige Adressen

Bundesverband Aufmerksamkeitsstörung/
Hyperaktivität e.V.
Postfach 60
91291 Forchheim
Tel.: 0 91 91/70 42 60
Fax: 0 91 91/348 74

www.bv-ah.de
Der Bundesverband Aufmerksamkeitsstörung/Hyperaktivität e.V. ist
eine gute Startseite zur Beschäftigung mit dem Thema ADS. Sie finden hier eine umfangreiche Artikelsammlung, die Adressen von Re-
gionalgruppen, Videomaterial u.v.m.

Arbeitsgemeinschaft ADHS der Kinder- und
Jugendärzte Deutschlands
www.ag-adhs.de
E-Mail: kontakt@AG-ADHS.de

Buchtipps

Elisabeth Aust-Claus/Petra-Marina Hammer, Das A.D.S-Buch – Neue
    Konzentrationshilfen für Zappelphilippe und Träumer, Oberste-
    brink Verlag, Ratingen 2003. Ein Praxisbuch für Eltern-erprobte
    und praktische Hilfen.
Bundesverband Elterninitiativen (Hrsg.), Das Aufmerksamkeits-Defi-
    zit-Syndrom aus medizinischer Sicht, BVdE-Verlag, Forchheim.
Bundesverband Elterninitiativen (Hrsg.), Unser Kind ist hyperaktiv!
    Was nun? BVdE Verlag, Forchheim, ²1996.
Kurt Cserwenka, Das aufmerksamkeitsgestörte und hyperaktive
    Kind, Beltz & Gelberg, Weinheim 2001.

Manfred Döpfner/Jan Frölich/Gerd Lehmkuhl, Ratgeber Hyperkinetische Störungen. Informationen für Betroffene, Eltern, Lehrer und Erzieher, Hogrefe Verlag, Göttingen 2000

Manfred Döpfner/Stephanie Schürmann/Gerd Lehmkuhl, Wackelpeter und Trotzkopf. Hilfen bei hyperkinetischem und oppositionellem Verhalten, Beltz Psychologie Verlagsunion, Weinheim 2000. Aktuell und praxisorientiert – ein sehr hilfreiches Konzept für Eltern.

H. Köckenberger, Hyperaktiv mit Leib und Seele. Mit neuen Perspektiven verstehen, bewegen und entspannen, Verlag modernes lernen – Borgmann, Dortmund 2001. Erläuterung der Ursachen der Hyperaktivität, verständnisvolle Einführung in die Erlebniswelt des hyperaktiven Kindes, viele Anregungen für den Umgang mit dem hyperaktiven Kind, die in der Praxis auch hervorragend umsetzbar sind.

J. Krause, Leben mit hyperaktiven Kindern, hg. v. Bundesverband Aufmerksamkeitsstörung/Hyperaktivität e.V., Forchheim 1998.

Gerhard W. Lauth/Peter F. Schlottke/Kerstin Naumann, Rastlose Kinder, ratlose Eltern. Hilfen bei Überaktivität und Aufmerksamkeitsstörungen, dtv, München 1998.

Cordula Neuhaus, Das hyperaktive Kind und seine Probleme, Urania, Stuttgart 2002.

Cordula Neuhaus, Hyperaktive Jugendliche und ihre Probleme. Erwachsen werden mit ADS. Was Eltern tun können, Urania, Stuttgart 2000. Krankheitsbild der Hyperaktivität; Anregungen, wie Sie sich im Alltag auf das Leben mit Ihrem hyperaktiven Kind einstel len können; Überblick über die derzeit üblichen Behandlungsmethoden.

Uta Reimann-Höhn, ADS – So stärken Sie Ihr Kind, Verlag Herder, Freiburg 2001.

Ulrike Schäfer, Musst du dauernd rumzappeln? Die hyperkinetische Störung. Ein Ratgeber für Eltern, Erzieher(innen) und Lehrer(innen), Hans Huber Verlag, Bern 1998.

K. Skrodzki/K. Mertens, Hyperaktivität, Verlag modernes lernen – Borgmann, Dortmund. Inhalt: Aufsätze verschiedener Wissenschaftler zum Thema Hyperaktivität. Unter Mitarbeit von Elternvereinen wurden Wege zur Lösung des Problems unter Berükksichtigung der Interessen aller Betroffenen gesucht.

Weitere Information

Beim Hamburger Arbeitskreis ADS/ADHS kann unter folgender
Adresse die gute Broschüre »Leitfaden ADS/ADHS« bezogen werden:
Hamburger Arbeitskreis ADS/DHS
Postfach 65 22 40
22373 Hamburg
hamburger.arbeitskreis.adhs@web.de

Diverse Broschüren über ADHS
Adresse für Bezug:
G. Wolff
Rosskampstraße 1
30519 Hannover
Fax: 0511/985 990 3
www.adhs-hilfe.de

Fachausdrücke erklärt

abnorm nicht der Norm entsprechend
Adoleszenz Übergangzeit von der Pubertät ins Erwachsenenalter
Agieren handeln
Anamnese Vorgeschichte des Kranken
anthropogen durch den Menschen beeinflusst, verursacht

bipolar zweipolig
Borderline-Syndrom schwere Persönlichkeitsstörung

Coaching zielorientierte, unterstützend-ermutigende Begleitung
Co-Morbidität sekundäre (hinzukommende) Erkrankung

Differenzialdiagnose Abgrenzung zu anderen möglichen Diagnosen
dissoziativ gespalten
Dopamin Übertragungssubstanz (Vorstufe des Adrenalins)
Dysregulation Fehlregulierung

empirisch durch Erfahrung
energetisch/Energetik philosophische Lehre, die die Energie als Wesen und Grundkraft aller Dinge erklärt
Eruierung Feststellung durch Überlegung

fakultativ möglich

Fokussierungsfähigkeit (Fokus = Brennpunkt) Fähigkeit, sich auf eine Sache zu konzentrieren
frontostriatal Bereich des Gehirns, in dem Botenstoffe produziert werden

generalisierte Angststörung den ganzen Körper betreffende Angststörung

hyperaktiv über-aktiv
hyperfokussieren sich überscharf konzentrieren, alles hat nur noch einen Fokus
hypoaktiv gebremste Aktivität

Innervationssystem Nervenversorgungssystem
Interaktion (Inter = zwischen, Aktion = Handeln) Handeln zwischen Personen
Integration (Integration = Eingliederung) Wahrgenommenes wird verarbeitet und in das vorhandene Wissen eingegliedert
Intentionalität (Intention = Absicht) Fähigkeit, sich willentlich einem Gegenstand zuzuwenden
Interferenz Überlagerung

Katecholamin Botenstoff des Nervensystems
kinästhetisch bewegungsempfindlich
klinisches Syndrom Zeichen einer Erkrankung, die durch Untersuchung festgestellt werden können
kognitiv denkend
Kompensation Bewältigungsstrategie zum Ausgleich psychischer oder physischer Probleme
Kortex Hirnrinde

Morbidität Krankheitsstand
multimodal vielfältig auftretend

Neuroleptika Medikamente, die bei schwersten Angstzuständen und Erkrankungen im psychischen Formenkreis eingesetzt werden

neuronal die Nerven betreffend

Neurotransmitter Nervenerregungsüberträgersubstanzen oder Botenstoffe

Non-Responder Patienten, bei denen die Medikation nicht anschlägt

Parameter typische Funktionsgröße

PET (Positronen-Emissionstomogramm) Verfahren zur Untersuchung von Stoffwechselprozessen im Gehirn, bildgebendes Magnet-Resonanztomogramm

präsynaptischer Norepinephrin-Transporter Botenstoff an der Nervenzelle

psychopathologisch seelisch funktionsgestört

Psychostimulanz anregende Substanz

Rebound-Effekt Wiederholungswirkung

residual zurückbleibend

Residualform Restsymtomatik, Symtome nach Abklingen der Störung

resistent widerstandsfähig

Ressource Reserve

Skill-Training Einüben der Fertigkeiten, die man für die Anpassung an das Alltagsleben braucht

Sozialisation Einfluss der Gesellschaft auf die persönliche Entwicklung

Stammganglie Nervenknotenpunkt im Gehirn

Striatum Region im Gehirn, die Nervenbotenstoffe produziert

Suizidalität Selbstmordgefährdung

synaptischer Spalt Bereich der Nervenzelle, in dem Botenstoffe ausgetauscht werden

taktil   die Berührung betreffend

Tic-Störung   Nervenstörungen, z. B. Zuckungen

Token-Economy   durch Einhalten von Verhaltens-/Leistungs-
vorgaben können Belohnungseinheiten verdient werden

TOVA   computergestütztes Verfahren (CPT) zur Messung der
Daueraufmerksamkeitsspanne bei ADHS

unspezifisch   durch unterschiedliche Ursachen bedingt

vestibulär   das Innenohr betreffend

Stichwortverzeichnis

ADS bei Erwachsenen

Dr. Lynn Weiss, Psychotherapeutin in den USA, ist die Expertin in Sachen ADS bei Erwachsenen. ADS ist für sie keine Krankheit, sondern »eine andere Art zu denken«. In ihren Büchern ermutigt sie Betroffene, ihre Stärken zu entwickeln und mit den Schwächen entspannter zu leben.

Eins nach dem anderen
Paperback, 208 Seiten, ISBN 3-87067-833-X

Das ADS-Praxisbuch für Erwachsene. Grundlagen, praktische Beispiele und hilfreiche Tipps für den Alltag.

Leben mit ADS
Paperback, 304 Seiten, ISBN 3-86067-970-0

So stellen Sie sich der Situation, entdecken Sie ihre Stärken und entwickeln Sie neue Perspektiven für Ihr Leben.

ADS im Job
Paperback, 320 Seiten, ISBN 3-86067-994-8

Wie Sie Ihre ADS-Eigenschaften im Beruf für sich arbeiten lassen und auch Sie Erfolg haben können.

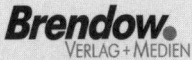

Brendow.
VERLAG + MEDIEN

Die Kunst zu ermutigen

Der erfahrene Psychotherapeut für Kinder und Jugendliche **Reinhold Ruthe** bietet in diesen Ratgebern wertvolle Hinweise für Eltern und Erzieher an.

Die Kunst zu ermutigen

Taschenbuch, 72 Seiten, ISBN 3-87067-320-6

Wie fördere ich sinn- und liebevoll mein Kind? Der Klassiker unter den Erziehungsratgebern.

Weck, was in ihnen steckt!

Taschenbuch, 160 Seiten, ISBN 3-86067-762-7

So motivieren Sie lustlose, desinteressierte und unkonzentrierte Kinder. Praktische und gut umsetzbare Tipps und Vorschläge.

Autorität neu entdeckt

Taschenbuch, 160 Seiten, ISBN 3-86067-948-4

Ruthe plädiert für eine konsequente Erziehung und für die wieder aktuelle Vermittlung von Werten. Kinder brauchen Grenzen – eine Ermutigung für Eltern und Erzieher.

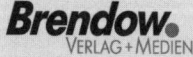
Brendow.
VERLAG + MEDIEN